吉首大学立人教育通识课特色教材

现场急救与
突发事故处理

胡丕勇　主审

李春梅　张钰华　张惠娟　编著

西南交通大学出版社
·成 都·

图书在版编目（ＣＩＰ）数据

现场急救与突发事故处理/李春梅，张钰华，张惠
娟编著. —成都：西南交通大学出版社，2017.9
（2024.6 重印）
ISBN 978-7-5643-5776-4

Ⅰ. ①现… Ⅱ. ①李… ②张… ③张… Ⅲ. ①急救 –
高等学校 – 教材 Ⅳ. ①R459.7

中国版本图书馆 CIP 数据核字（2017）第 230291 号

现场急救与突发事故处理

李春梅　张钰华　张惠娟　编著

责任编辑　　罗小红
封面设计　　原谋书装
出版发行　　西南交通大学出版社
　　　　　　（四川省成都市金牛区二环路北一段 111 号
　　　　　　西南交通大学创新大厦 21 楼）
发行部电话　028-87600564　028-87600533
邮政编码　　610031
网址　　　　http://www.xnjdcbs.com
印刷　　　　成都勤德印务有限公司
成品尺寸　　170 mm×230 mm
印张　　　　13.5
字数　　　　226 千
版次　　　　2017 年 9 月第 1 版
印次　　　　2024 年 6 月第 11 次
书号　　　　ISBN 978-7-5643-5776-4
定价　　　　38.00 元

序 //

　　进入 21 世纪以来，随着国家高等教育大众化发展战略的确立、教育经费投入的逐年增长以及高校办学自主权的逐步扩大，我国高等教育的发展迎来了新的历史机遇。在新的发展语境中，高校如何突破此前同质化发展的困境，主动回应社会关切，自觉适应经济社会发展，努力破解机制体制障碍，大力提高人才培养质量，凝练办学特色，打造人才培养品牌，是高校建设发展必须面对的现实课题。吉首大学地处湘鄂渝黔四省市边区，近年来竭力突破与生俱来的基础弱势与区位劣势，直面当前高等教育发展的时代难题和现实挑战，以"立人教育"为旗帜统领学校的教育教学工作，构建了独具特色的高等教育理论框架和人才培养体系，大力推动了人才培养的综合改革与协同创新，强化了学校人才培养的特色。

　　"立人教育"立足学校办学定位，主动对接区域发展国家战略、区域产业发展需求、人民群众脱贫致富需要，从人本教育思想中吸收精神养料，确立将人的站立、发展与完善作为自己的本体价值，通过高等教育实践，每一个受教育者都形成正确的世界观、人生观和价值观，成为一个有独立精神、自由思想和责任担当的顶天立地的生命个体。在人才培养规格上受启发于"人的全面发展理论"和全人教育思想，从对一个"正常人""健康人""全面人"应该要具备的各种要素和内容，提出了自己的理解和看法，并尝试提出了育人的"营养配方"。在纵深结构的着力点和落脚点上与中国当代素质教育思想的理念和目标一致，是对中国当代素质教育思想的具体化，并将之贯彻到"立人教育"的育人实践之中，通过将知识与生命体验联系起来，内化成人正确的、稳定的心理品质，进而使受教育者真正地立起来。在现实关怀层面上，"立人教育"继承人类历史上平民教育思想的主要价值取向，结合学校办学定位与所在服务区域的现实需要，以及自身承担的社会责任和办学功能，围绕区域经济社会发展对高层次人才的需求来培养人才，将立足区域、服务区域、发展区域，将服务百姓、造福百姓，作为自己与生俱来的历史责任和现实使命。

为实现服务区域经济社会发展的人才培养和打造学校办学品牌的目标，按照"立人教育"的人才培养理念和目标定位，学校构建了"课程引导、环境熏陶、实践历练、自我塑造"四位一体的"立人教育"人才培养实践体系，激活并聚合了育人要素，拓宽了人才培养渠道，形成了人才培养合力。课程引导，主要着眼于课程教学。在课程层面，学校构建了以专业课程为主体，以通识课程、创新创业课程为两翼的"一体两翼"课程体系。课程教学在教授知识的同时，更为重要的是通过知识背后的精神与观念引导学生形成正确的价值观念，启迪学生心智。环境熏陶，是指通过打造"生态校园""文化校园"和"数字校园"，为学生成才提供良好的外部熏陶，通过外部环境的影响，让学生的心性得到滋养，人格得到养成。实践历练，是指通过科学构建实践教学体系，搭建实践教学平台，统筹安排学生的专业实践、情感实践、社会实践、创新创业实践。通过实践历练，让学生真实地感受到知识背后的冷暖、坚守和疼痛，领悟知识背后的价值观念和人生信仰，进一步增强对学校服务区域的了解、认同，加强同服务区域的情感联系，增强服务区域的自觉性。自我塑造，是指积极创造各种形式的学生自我管理、自我学习和自我教育的机会与途径，为学生的自我塑造提供平台。学生通过自我塑造，形成独立而又正确的人格理想、价值信念，在内心里能够建构一套正确的价值观念体系，成为一个有责任、敢担当、能奉献、有情趣的现代知识分子与合格公民。

学校自 2009 年起，以通识教育为突破口，按照"立人教育"的育人理念，推动并实施教育教学综合改革。2011 年以后，又将"立人教育"从通识教育层面拓展到专业教育层面，并将之作为吉首大学人才培养品牌进行构建和培育。在通识教育层面，学校又构建了"科学素养、人文精神、创新能力、艺术情趣、本土文化"五大通识课程群。每个通识课程群开设了相互关联、相互支撑的系列课程，并依据各专业的知识结构和培养特点对学生在这五类通识课程的选修上提出了具体要求，以避免学生在知识、能力和价值观念方面产生结构性缺失。在课程教学中，除了传统的知识教学之外，更为重要的是要求教师引导学生了解和洞察知识生成背后的求真意志、创新精神、人生态度和审美情怀。本次由西南交通大学出版社出版的首批"吉首大学立人教育通识课特色教材"就是学校教师长期承担通识课程教学和教材研究的结果。它们有力地支撑了学校"立人教育"人才培养理念的落实，强化了学校人才培养的特色，夯实了"立人教育"教育品牌的构建，为学校教育教学改革和人才培养作出了贡献。我们期待将来能有更多的高质量、有特色且自成体系的立人教育通识课特色教材问世。

　　是为序。

编委会

2017 年 8 月 23 日

✚ 前言 ∥

21 世纪是人性社会，以人为本、关爱生命成为社会的主题。随着我国社会、经济的不断发展，生活节奏的加快，现代化程度的提高，以及交通运输多样化等，意外伤害的发生率逐年上升，已成为危害人类健康的全球性公共卫生问题，其发生率、死亡率及后遗残疾率高，也是 1~34 岁人群的首要死亡原因。意外伤害伤员在 1 小时内死亡的数量占总死亡的 50%。最大程度降低意外伤亡率，不仅是医学面临的挑战，同时也是整个社会关注的话题，"促进个人安全，保护家庭安全，提高社会安全"已不再局限于某个人或某个医院的责任，而是针对个人、家庭、社会的一个连续的、动态的行为，启发和培养大众的健康意识是全社会的责任。鉴于此，编者从 2009 年开始搜集、整理资料，经过 8 年的教学实践，不断完善、补充，并参阅近年来国内外急诊医学新知识、新进展、新技术，编写出这本针对性较强的《现场急救与突发事故处理》通识课本。

生命，对每一个人来说都只有一次。时间就是生命！生存的希望可能就在最初几分钟内。关键时刻一个正确的决策，一个正确的现场处置动作，就有可能挽救一个生命，挽救一个家庭。由于许多危急情况都发生在医院外，发生在老百姓身边，因此，期望有众多的人来学习和掌握这些现场急救知识和技能，关键时刻就可以自救、互救，使自己的亲人、朋友、同事等身边人获益。

本书的主要编写思路是根据学科发展和专业教学需要，通过对各种常用的现场急救技术的介绍，使普通群众也能认识到现场急救的重要性和必要性，树立正确的现场急救观念，掌握常见的规范急救技术，同时在现场熟练地对各种急症的危险程度进行评估，为进一步救治提供条件。

本书在编写过程中着重强调因地制宜的现场急救，并把自救与互救方法作为编写特色，选编的专题以紧紧围绕现场急救为出发点。主要内容包括介绍现场急救的重要意义、现场急救的目的、急救的基本技术、紧急呼叫的方法、创伤四项基本技术、常见急症、急性中毒，突发伤害、灾害事故的自救与互救等，依据"2015年国际心肺复苏（CPR）与心血管急救（ECC）指南"更新了的心肺复苏程序。

本书编写内容简洁，图文并茂，通俗易懂，实用性强，并附有操作视频演示，用手机扫二维码便可对照练习，突出了危急情况下现场处理的可操作性，是安全幸福生活必备的生命手册。本书同时可作为红十字会、公安民警、导游、企事业单位、街道社区志愿者的卫生培训教材使用。

书中选用的部分视频和图片来源于网络和教材，为编者十多年来教学的积累，短时间无从查明其准确来源，在此对原著者表示歉意和感谢。由于编者水平有限，教学任务繁重，时间紧，难免内容有疏漏、不妥之处，恳请使用本书的广大师生和同行予以指正，以期交流与再版完善。

李春梅

2017 年 2 月 26 日

多媒体知识点目录

多媒体资源使用帮助：

多媒体资源目录中所有资源在书中相应位置都设有二维码，读者可以使用手机微信扫描该二维码，成功关注西南交通大学出版社官方微信平台"交大 e 出版"后，直接点击阅读/获取相应资源。

目录 //

第一章 绪 论

第一节 大众为什么要学习现场急救？

你了解我们日常生活、工作中有哪些潜在的危害可能危及生命与健康吗？（疾病、不可抗力的自然灾害、公共突发事件、意外伤害……）

当同事、朋友、家人等因疾病晕倒、因意外受到伤害，作为第一目击者的你该怎么办？（拨打110、120、119，然后呢？）

路遇陌生人因疾病晕倒、因意外受到伤害，作为第一目击者的你会提供人道援助吗？

生活中，自然灾害、人为灾难、暴力伤害、突发伤病等情况的发生，不以人的意志为转移。当灾害突如其来，在专业救援人员未到达之前，面对痛苦不堪的伤病员，我们是否能抓住黄金抢救时间（伤害事故发生后的 4 分钟内），采取正确的方法进行自救和他救？

面对在火灾、地震、交通事故、暴力伤害等现场的心跳停止、流血不止、骨折等情况的伤员时，我们如何提供人道主义的救助、救护？

当危重急症、事故或意外伤害突然降临在你的面前，在生死攸关的危急关头，你首先想到了什么？你能够做什么？

一、救护的概念

1. 传统的救护

急危重症或意外伤害一旦发生，人们想到的是拨打"120"叫来救护车，然后只做些简单的照顾护理。面对奄奄一息的生命、心搏骤停者，如果不懂得抓住"救命黄金时刻"立即进行心肺复苏，或者面对严重创伤患者，却不懂得在"黄金 1 小时，白金 10 分钟"内进行止血、包扎、固定等自救、互救，将导致不该死亡与伤残的伤病者死亡或伤残的悲剧发生。

2. 现代的救护

救护，应从医生的手中"解放"出来，它不是医生的"专利"，要把知识交给人民。

救护，要冲破医院的围墙，走向社会，走到社区，即救护社会化，结构网络化，抢救现代化，知识普及化。

急救是对于遭受意外伤害或突发疾病的伤患，在紧急医疗救护人员未达现场或送至医院治疗前，给予立即的救护。

现场急救（First Aid）就是指在意外事故、自然灾害或突发疾病现场，利用现场所具备的人力、物力对伤患者所采取的一系列初步抢救措施和方法，即伤病员尚未到达医院前的救治。

每天都有不同的人处于生命的边缘，有很多是我们帮助不到的，但有一些是我们可以帮助的，虽然能帮助的有限，但能通过正确的方法救一个人，对于救人者与被救者都是值得欣慰的。

二、大众为何要学习现场急救

随着社会经济的飞速发展及生活水平的不断提高，人们对健康、对生命越来越重视。而很多严重创伤、心源性猝死、急性脑血管意外等急危重症多发生在医院外，发病突然，病情凶险。同时，近年来因灾难、意外引发的群伤也越来越多，如 2004 年 12 月，印度尼西亚苏门答腊岛附近发生里氏 7.9 级强烈地震并引发海啸，造成当地约 16 万人死亡，50 多万人无家可归。又如 2008 年 5 月 12 日 14 时 28 分 04 秒，四川省阿坝藏族羌族自治州汶川县发生的里氏 8 级地震，地震造成 69 227 人遇难，374 643 人受伤，17 923 人失踪。伤害是继恶性肿瘤、脑血管病、呼吸系统疾病和心脏病之后的第 5 位死亡原因。最常见的伤害主要有交通运输伤害、自杀、溺水、中毒、高空坠落等，由这些原因导致的死亡案例占全部伤害死亡的 70%左右。

人们曾经将抢救意外伤害、危重急症的希望完全寄托于医院和医生身上，等待救护车或直接将病人送进医院，这样往往错失了最关键的抢救时间。由于缺乏现场救护知识和对现场救护的重要性及可实施性的认识，人们往往丧失了最宝贵的抢救时机。因此，正确的做法是面对需要急救的危重急症患者时，首先在现场第一时间进行自救或互救。现场急救是否及时、规范，直接关系到病人的安危和预后。

现场急救是急诊医疗服务体系（Emergency Medical Service System，EMSS）的首要环节，也是社会保障系统的重要组成部分。在国外，随着社会进步和医学科学的发展，院前现场急救已形成特殊医疗体系，大大提高了抢救成功率。美国目前伤员的现场处理与运送，从接到呼叫信号到送往医院的时间平均仅需 37 分钟左右，大大减少了死亡率，充分说明"时间就是生命"。既往"抬起来就跑"的急救观念，目前在国际范围内已基本上被"暂等并稳定病情"这一思想所代替。根据大量急救实践，急救者越接近伤病员，受伤后急救时间越会缩短，伤病员的存活率就越高。在"暂等并稳定伤情"时，并不是搁置伤病员不管，而是现场急救人员首先处理可能危及生命的情况，如开放气道、现场心肺复苏、控制大出血、固定骨折肢体、减少移动等。

目前在我国现场急救的培训仍是为极为薄弱的一个环节，需要不断加强和普及。现场急救知识与技术注重实践技能的训练，并不涉及太多专业理论知识，普及化可行性强，使用范围广泛。很多灾难事故及患者发病现场的第一目击者并非医务人员，而是群众，通常是家属、同事和出事地点的群众，如果这些人学会了现场急救的基本技能，就能对病人进行初步急救，为进一步处理赢得宝贵时间，或可立即使病人转危为安，如抢救气道阻塞的海氏（Heimlich）手法。医务人员和救护车赶到现场之前，群众的自救、互救对减轻疼痛、减少伤残率和死亡率有很大的作用。因此，有必要在非医学专业大学生中进行有关急救知识与技能的训练，掌握一些实用的现场急救知识与技术具有很重要的现实意义，特别是发生灾害事故时，可提高大家的自救和互救的能力和效果。

从医疗角度看，现场急救是整个急诊医疗服务体系的首要环节。从社会救灾角度看，现场急救也是社会保障系统的重要组成部分，是整个城市和地区应急防御功能的重要组成部分。现场急救的目的是通过迅速有效的抢救措施，维持伤（病）员的基本生命体征，以便把伤（病）员"活着送到医院"，为伤（病）员获得进一步救治、改善预后赢得时间。

三、大众学习现场急救的内容

（1）"120"呼叫方法与现场急救流程。

（2）现场急救基本技术包括现场急救检伤分类法、心肺复苏术、气道开放等。

（3）创伤急救四项基本技术，包括止血、包扎、固定、搬运。

（4）急性中毒现场急救，包括中毒的早期识别、急救原则，以及对急性酒精中毒、一氧化碳中毒、急性药物中毒、急性农药中毒等常见中毒情况的处理。

（5）突发事故、灾害的自救与互救。这是一个新课题，主要内容有中暑、溺水、电击伤、烧伤及地震、水灾、火灾、车祸伤、毒蛇咬伤的现场急救。

（6）成人急症现场处理，主要针对发热、晕厥、高血压急诊、抽搐与惊厥、呼吸困难、急性腹痛、流鼻血、癫痫、心绞痛、脑血管意外、失血性休克等常见急症，如何识别严重程度，并在院前给予相应急救措施。

（7）婴幼儿急症现场处理，主要包括小儿中暑、鱼刺卡喉、气道异物、烧烫伤、头部外伤、手部外伤、体表外伤等婴幼儿常见急症，从常识、急救、注意事项、误区及预防措施等方面强调急救要领。

四、大众学习现场急救的要领

我们虽不是专业医生，但如果遇到户外有人生病或受伤时，在救护车没来、医生没到的情况下，我们不能目瞪口呆、束手无策，而应该了解急救理念，知道急救意义并掌握几点急救技巧，能够在现场处理时应急，为医院抢救赢得时间，从而挽救患者生命。

依据现场急救的要求，我们应学习和掌握简单、易懂的基本操作技能，进行现场徒手操作和就地取材实施急救。

（1）找重点、记关键。现场急救知识与技术内容虽然较多，但很多章节强调的手法、要点和救护原则是相同或相通的，可因地制宜，举一反三，活学活用，灵活掌握。

（2）重实践，勤思考。现场急救以实际操作训练为主，思路、方法和技巧要有一定的训练，只有经过反复训练，才能达到驾轻就熟。培训时，认真领会现场急救要领和步骤，课后应适当安排时间对课程内容进行消化和吸收，对授课重点和技术要领反复推敲实践。

第二节　现场急救的目的、原则、步骤及注意点

一、现场急救的目的（视频 1-1）

（1）挽救伤病员的生命。

（2）防止病情继续恶化。

（3）减轻伤病员的痛苦。

（4）降低伤残和死亡率。

视频 1-1 现场急救的
目标、原则概述

二、现场急救的原则

（1）观察环境，确保自己和患者的安全。

（2）保持冷静，快速检查患者，果断实施救护措施。

（3）先处理重伤者，再处理轻伤者。

（4）先抢救生命，再处理局部损伤。

（5）先处理大出血，再包扎伤口。

三、现场急救的步骤（视频 1-2）

视频 1-2 现场急救的步骤

（一）评估环境

（1）确保环境安全。注意观察周围是否有导致患者再次受伤或妨碍现场救护的因素，如裸露的电线、倒塌物、坠落物、交通安全隐患，是否处于易跌落的位置等。

（2）寻找事件起因。注意寻找事发现场的相关线索判断事件的起因。

（3）清点受伤人数。突发意外事件可能造成成批伤者，应在事件波及的范围内清点现场伤者数目。

（二）判断（视频 1-3）

（1）意识是否存在？清醒程度是怎样的？

（2）气道是否通畅？

（3）有无呼吸？

（4）有无颈动脉搏动？

（5）有无大出血？

（6）受伤部位检查。

视频 1-3 病情判断

（三）呼救（视频 1-4）

手机时代，充分利用社会媒体呼叫施救者，手机等现代化电子设备能够在院外急救中发挥重要作用。

视频 1-4 呼救

高声呼救，请求旁人拨打急救电话"120"并尽快施救。

"120"是我国统一的院前急救医疗专用电话号码，它负责处理市民日常急救需要和大型突发事件及事故的紧急救援。

呼叫电话内容应简单明确，内容大致包括以下几点：

（1）报告发生急症的地点，尽可能详细或提供周围的明显标志。

（2）患者数目及联系电话。

（3）简单报告发生的情况，如心脏病发作、交通事故、坠落伤等。

（4）患者的简要情况：患病或受伤的时间，报告患者最突出、最典型的发病表现，以及清醒程度、呼吸状况、有无出血等情况。

（5）患者目前的主要症状和现场已施行的急救情况。

（6）患者过去得过什么疾病，服药情况。

（7）约定具体的候车地点，准备接车。

（8）让对方先挂断电话，然后呼叫者再挂断电话。

（四）自救

实施初步的救护措施。（视频 1-5）

（五）全身检查

严重的伤情处理后，病情基本稳定而专业急救人员尚未到达现场时，应进行全身检查，继续查找需要处理的伤情，检查时从上到下，再四肢，两侧对比，注意有无疼痛、出血、肿胀及其他异常情况，尤其要重点检查是否有直接危及患者生命的症状和体征。

视频 1-5　初步的救护

（六）安全转运

经现场初步处理后，尽快将患者送往医院，如有多名患者，按现场急救原则转送医院，并注意加强途中监护。

四、现场急救的注意点

（1）保持冷静，增强伤者信心。现场急救要做到急而不乱、忙而不慌、疏而不漏，平稳有序。

（2）评估现场，确保安全。在紧急情况下施救者通过对现场的实地感受，通过眼睛观察、耳朵听声、鼻子闻味等手段，对异常情况做出判断。遵循救助程序，用现场的人力和物力实施救助，加强现场组织指挥，执行有关抢救预案，对现场伤员进行分流、搬运和运送、转送。

（3）估计伤者人数，决定处理的优先次序。沉着大胆、救命为先、治伤为辅、科学判断。

（4）向伤者表明自己是急救员或曾经接受过急救培训。

（5）在救助年纪小的伤者时，急救人员必须先向儿童及其家属表明身份，以消除误会，增加信心。

（6）如伤者意识不清，应请旁人代打电话报警及拨打"120"，急救志愿者则尽快为伤者进行徒手心肺复苏术。

（7）如伤者意识不清，并怀疑脊椎骨折，在呼吸道不畅的情况下，急救人员应小心用压额提颏法确保呼吸通畅。

（8）如非必要，不应给伤者任何饮食或药物。

（9）保存一切警方可能需要的现场证据。

（10）出于对个人的法律保护，最好在第一时间拨打"120"及"110"，或在有第三人作证的情况下进行救助。

第三节　现场急救相关法律问题

法律可以规范大众的现场急救，相反，大众现场急救也可以促进相关立法。在有关大众现场急救的法律支持尚未到位的情况下，现场急救所面临的情况比较复杂，尤其对生命垂危的患者的抢救，大众能够发挥的空间十分有限，因此，大众应当依法进行哪一层面的急救，不应进行哪一层面的急救，对有关后果是否承担或应当承担哪些责任，都应当通过法律加以明确，同时，也希望有关立法部门能够跟上现代急救发展的步伐，尽快填补立法上的空白，使"大众现场急救"这一造福社区、有利民众的急救技能得到法律支持。

一、法律依据

大众现场急救时考虑相关法律及道德问题，由于现场急救尚未正式立法，因此相关法律支持也尚未建立。大众不能越权实施急救行为，更不能实施超出自己技术技能范围之外的急救行为。对超出大众职责范围的急救不应承担不作为的法律责任。

二、当事人自愿

自愿指当事人允许或同意接受急救。意识清醒的成年人，应有表达是否愿意接受急救的权利。大众急救人员不能漠视这种权利。因此，法律必须明确规定，在对神志清醒的成年人实施救助之前，必须主动征得患者同意，而这种同意必须是出自其本人自愿。征求意见时必须就将对其进行哪种急救措施进行简要说明，一般得到患者口头认可即可。

患者因丧失意识而无法表达时，法律应授权大众急救人员推定其愿意接受急救，并立即开展急救行动。根据我国国情，法律还应授权大众急救人员对丧失意识的异性患者实施急救，如口对口人工呼吸、为包扎伤口而脱掉或剪开衣服，在紧急情况下辅助分娩等。

施救人员在获得患者自愿表示时，应考虑其是否具备正确表达意愿的能力，如果当事人处于醉酒或吸毒状态，其表达能力将受到限制。

未成年人不具备合法表达是否接受急救的能力，急救人员一般向其父母或监护人征得许可；父母或监护人不在时，其他成年家庭成员也可代为授权。当未成年人参加夏令营或集体行动时，应事先征得父母或监护人的书面授权书，万一紧急事件发生时，校方或老师便可代表学生行驶表达权。在未成年人面临生命垂危或重伤的紧急情况下，如果来不及得到授权，法律应推定其家长愿意其子女得到及时救助，急救人员此时应视为自动授权。

即使清醒的成年人有拒绝接受抢救的权利，如果急救人员认为其有接受抢救的必要，则应在维护其自愿权利和实际抢救治疗需要之间做出选择。拒绝抢救的意愿表达必须十分清楚，不能模棱两可。当事人有随时表达这种意愿的权利，如刚开始因失去知觉而被迫接受抢救，当意识恢复后如果表示中止抢救，则应尊重其要求，急救人员不能强迫或恐吓患者接受治疗。

三、法律责任

受训过的大众应对以下行为承担法律责任：

（1）遗弃。大众一旦接触患者，便有法定义务负责到底，直至被其他救援人员接替。如果急救人员擅自放弃救援义务，将患者弃而不顾，应当受到法律追究。

（2）过失。大众由于没有履行相关现场急救职责，而使患者伤势或病情进一步恶化。

（3）暴露隐私。大众对患者病情有保密的法定义务，泄露患者病情是违法行为。患者的信息包括病史、伤势或病情评估、诊断等，均不能泄露给与抢救无关的人员。未经患者本人同意，不能泄露给家庭成员以外的人员。

以上是与大众现场急救有关的一些法律问题，希望能给读者一些启迪，并希望有关法律规定能够尽快出台，使大众的现场急救工作有法可依。

第二章　现场急救技术

第一节　急救现场检伤分类

一般的灾难或突发性事件可分为超急期、进展期和稳定期。超急期是初发阶段，所有人员都可能面临危险，受到伤害，此时现场第一目击者的职责是确保自身安全的同时进行呼救和现场救护。当突发灾难、重大事故造成群发群伤时，当地的医疗卫生资源往往处于不足的状况，为了科学、规范地抢救伤病员，高效率、高质量的灾难救援必须依靠及时有效的检伤分类，将伤员分为不同等级，以便合理高效地利用医疗救援资源。

一、现场检伤分类的目的

群发群伤事故发生后，由于伤员数量大，伤情复杂，重危伤员多，现场急救和转送都面临巨大挑战。在现场通常存在四个主要难题：① 急救技术力量不足与伤员需要抢救的难题。② 重伤员与轻伤员都需要急救的难题。③ 轻、重伤员都需要转送的难题。④ 急救物资短缺与需求量的难题。能否将现场有限的人力、物力和时间，用在抢救有存活希望的伤员身上，提高伤病员存活率，降低死亡率，同时又要符合医学伦理，往往考验着现场急救人员的综合素质。解决以上难题的最有效的办法就是对伤病员进行科学、规范的检伤分类。做好检伤分类工作，可以保证充分发挥人力、物力的作用，保证需要急救的、重伤病员各得所需，使急救和转送工作合理、高效、有序地进行，尽可能挽救更多的生命，最大限度地减少伤残程度，将伤病者安全、迅速转运到有条件进一步治疗的医院。

二、现场检伤分类的原则

现场检伤分类应根据先重后轻、先救后送的原则进行。检伤分类工作是在特殊困难而紧急的情况下进行的，所以应边抢救、边分类，争取做到快速、准确、无误。

（1）优先救治病情危重但有存活希望的伤病员。

（2）分类时不要在单个伤病员身上停留时间过长。

（3）分类时只做简单可稳定伤情但不过多消耗人力的急救处理。

（4）对没有存活希望的伤病员要放弃救治。

（5）有明显感染征象的伤病员要及时隔离。

（6）在转运过程中对伤病员继续进行动态评估和再次分类。

三、现场检伤分类的判断流程

（一）体位

（1）意识丧失、无心跳呼吸者：置于平地仰卧位，解开衣领和裤带，进行现场心肺复苏。

（2）有呼吸循环但神志不清者：侧卧位或平卧位头偏向一侧，防分泌物、呕吐物吸入气管而窒息。

（二）判断流程

现场检伤分类以决定优先急救对象为前提，以便于辨认和采取针对性急救方法。首先根据伤情来判断。

（1）意识判断：拍肩→左右耳前对称呼喊。（图2-1，图2-2）

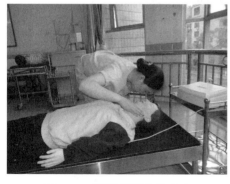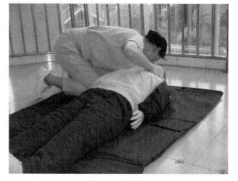

图2-1　意识判断（拍肩）　　　图2-2　意识判断（左右耳前对称呼喊）

（2）呼吸判断：用看、听、感觉来判定呼吸是否停止。（图2-3）

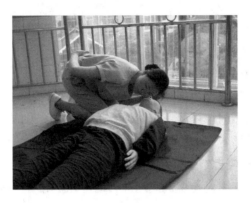

图 2-3 呼吸判断

看：是通过观察胸廓的起伏，或用棉花纤维贴在伤病员的鼻翼上，看有否摆动。如胸廓随吸气上升、呼气下降或棉花纤维有摆动，即是呼吸未停。反之，即呼吸已停止。

听：侧头用耳尽量接近伤病者的鼻部，听是否有气体进出。

感：在听的同时，用脸感觉有无气流呼出。如听到有气体交换或气流感，说明尚有呼吸。

（3）判断大动脉搏动是否停止：触摸颈动脉或桡动脉有无脉搏跳动及强弱。（图 2-4）

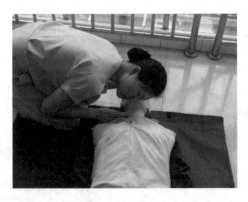

图 2-4 大动脉搏动判断

（4）按"头颈—胸背—腹—脊柱—四肢"的检伤顺序检查有无骨折、内脏损伤、大出血等。

（5）如有条件可量血压，正常情况收缩压不小于 90 mmHg。

（6）判定一个伤员的病情要求 1~2 分钟完成。

四、伤员检伤分类标记

一类（红色）：严重伤员，首先应现场急救，并需紧急转送。

二类（黄色）：重伤员，急救后转送。

三类（绿色）：受伤较轻，可自行步行，不需要紧急转送。

四类（黑色）：极危重伤员或已死亡伤员，没有生还可能者或治疗为时已晚者。

分类卡（包括颜色）由急救系统统一印制。背面有简要病情转归，随伤员携带。此卡常被挂在伤员左胸的衣服上。如没有现成的分类卡，可临时用硬纸片自制。

五、伤员转送顺序

现场急救转送顺序：红→黄→绿→黑。具体依次为一类及四类中经现场急救有效者、二类、三类。一、四类转送到最近的有条件进一步抢救的医院，并以重近轻远为原则。转送途中应进行生命体征的观察与支持治疗。

六、转送途中注意点

伤员的伤情稳定并且途中不会发生意外时才可以转送伤员。若存在以下情况时不应立即转送：

（1）继续出血者或休克未得到纠正、途中可能发生休克者。

（2）四肢骨折未经固定，或虽经固定但固定肢体末梢血液循环不良者。

（3）颅脑伤伴深昏迷，或因颅内血肿、脑水肿等使颅内压增加，有发生脑疝可能者。

（4）颈椎损伤伴高位截瘫、呼吸功能障碍，尚未固定而途中可能病情恶化者。

（5）气道梗阻，已造成极度呼吸困难或窒息而尚未解除者。

（6）胸部外伤，如大量血气胸，胸腔内继续出血或漏气，伤情继续恶化者；或开放性气胸伤口未封闭包扎，或张力性气胸内压力未解除者。

第二节　人工呼吸术

人工呼吸是对呼吸停止的患者进行紧急呼吸复苏的方法，是现场急救的重要手段。人工呼吸有多种方法，效果最好的是口对口人工呼吸法和口对鼻人工呼吸法。

一、口对口人工呼吸法

（1）解开患者衣领、裤带、乳罩、内衣等，使其胸部能够自由扩张，不影响呼吸。

（2）施救者用纱布或手帕包住食指伸入患者口腔清除呕吐物、泥沙、血块、义齿（假牙）等异物，舌根后坠时把舌头拉出。

（3）使患者平躺，用压额提颏法打开气道。

压额提颏法：用一只手按压伤病者的前额，使头部后仰，同时用另一只手的食指及中指将下颏托起。（图2-5，图2-6）

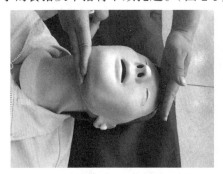 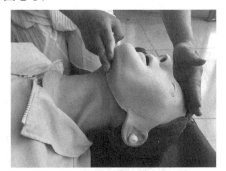

　　　图2-5　压额提颏法（1）　　　　　　图2-6　压额提颏法（2）

（4）施救者位于患者头部一侧，将纱布（现场可用纸巾或小手帕）盖在患者口唇上，用拇指和食指捏住病人鼻前庭（施救者的手放在患者的额部），用正常呼吸时的吸气量（不是深呼吸），用嘴唇封紧患者的口吹气，发现患者胸部扩张后停止吹气。（图2-7，图2-8）

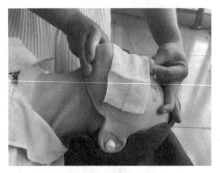 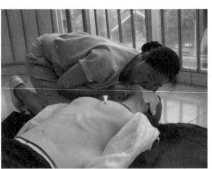

　　　　图2-7　吹气（1）　　　　　　　　图2-8　吹气（2）

（5）施救者换气时，要迅速离开患者口唇，松开患者鼻孔，让其自主呼吸，并观察其胸部下陷。（图2-9，图2-10）

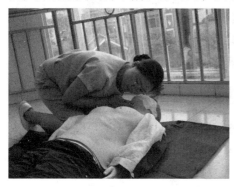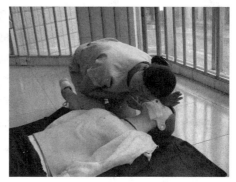

图 2-9　换气（1）　　　　　　图 2-10　换气（2）

（6）吹气的力量和次数要适中，最好保持 5 秒钟左右一次，同时密切观察患者的胸部起伏活动。

（7）持续吹气 1 秒，保证有足够量的气体进入并使胸廓有明显抬高，以见到胸部起伏适，避免迅速而强力的人工呼吸，导致过度通气或进入消化道。

二、口对鼻人工呼吸法

口对鼻人工呼吸法与口对口人工呼吸法操作步骤差不多，比较适合婴儿使用，不用捏住婴儿的鼻子，托起患者的下颌，开通鼻腔和咽喉部，捏紧患者嘴唇，采用口对鼻的方法吹气，吹气力量不要过大。吹气后，救护者用脸颊感觉患者是否自主呼气。

第三节　现场心肺复苏术

一、现场心肺复苏术的概念

现场心肺复苏术（Cardio-Pulmonary Resuscitation，简称 CPR），是指患者在发生心搏骤停的现场，由第一目击者为心搏骤停患者实施的心肺复苏技术。由于在患者心搏、呼吸骤停的现场，通常没有专业设备，故又称为徒手心肺复苏。简单来说就是通过胸外心脏按压和口对口吹气使猝死的患者恢复心搏和呼吸。在日常生活或紧急救护中，没有比抢救心搏、呼吸停止的病人更为紧迫的了。CPR 就是针对骤停的心搏、呼吸所采取的"救命技术"。

心肺复苏是近半个世纪以来，全球最为推崇、也是普及最为广泛的急救技术，上自政府官员，下至黎民百姓都在倡导，并且身体力行。CPR 所需要的只是一双手，是 20 世纪在医学领域里学术提高、发展及社会普及得最为成功的学科。

CPR 适用于心脏病、电击、淹溺、中毒及创伤、过度疲劳等各种原因导致的心脏功能及全身血液循环或/和呼吸突然停止。医学上也将上述情况称之为猝死，是最紧急的情况。

二、心肺复苏术的发展历史

心肺复苏（Cardiopulmonary Resuscitation，简称 CPR）的历史和人类的历史几乎一样悠久；早在 1700 多年前的东汉时期，名医张仲景在《金匮要略》中就已经提到复苏方法："救自缢死……上下安被卧之，一人以手按据胸上，数动之……"。"安被卧之"是指平卧位，"以手按据胸上，数动之"是指连续胸外按压。这应该是世界上最早有关心肺复苏的详细描述。晋代葛洪所著的《肘后方》中写道："塞两鼻孔，以芦管内其口中至咽，令人嘘之。"这更直接描述了人工呼吸。唐代孙思邈所撰《千金要方》对复苏术在方法与细节上有所改进。20 世纪 50—60 年代，西方国家首先建立了现代心肺复苏理论和技术体系；1956 年 ZOLL 应用电除颤成功抢救了一例心室颤动的患者，1958 年美国 Peter Safar 证实了口对口人工呼吸优于"压胸抬臂通气法"；1960 年 Kouvenhoven 等报告了 14 例经胸外按压而存活的病例，被称为心肺复苏的里程碑。1961 年 Safar 更进一步将 CPR 整个过程分为三个阶段，即基础生命支持（Basic Life Support，BLS），进一步生命支持（Advanced Life Support，ALS），高级生命支持（Prolonged Life Support，PLS）。1966 年美国心脏协会（American Heart Association，AHA）发表了第一个心肺复苏指南，并于 1980、1986、1992 年多次修订再版。2000 年 10 月，心肺复苏发展为心肺复苏学，由 110 个国家历时 8 年编写的《2000 年心肺复苏和心血管急救国际指南》发布；2005、2010、2015 年该指南均有所修订。

美国大约有 1/3 的人学会了 CPR。在欧美国家，每天约有 100 多人由于得到 CPR 的救助，幸免于死亡。

三、何为心搏骤停和猝死

心搏骤停是公共卫生和临床医学领域中最危急的情况之一，表现为心脏机械活动突然停止，患者对刺激无反应，无脉搏，无自主呼吸或濒死叹息样呼吸，如不能得到及时有效的救治，常致患者即刻死亡，即心脏性猝死（Sudden Cardiac Death，SCD）。

我国 SCD 的发生率为每年 41.84/10 万（0.04%），以 13 亿人口推算，我国每年发生 SCD 54.4 万例。即使在美国，SCD 抢救成活率仍小于 5%。

1. 心搏骤停（Cardiac Arrest，CA）

心搏骤停指心脏的有效搏动突然发生停止。心搏骤停发生后，由于心脏射血功能的终止，脑血流灌注中断，10 秒左右病人即可出现意识丧失，经及时救治可获存活；否则，将发生生物学死亡，罕见能自发逆转者。心搏骤停是心脏性猝死的直接原因（视频 2-1）。

2. 猝死（Sudden Death，SD）

（1）定义：指平素"健康"或病情稳定的病人突然发生非暴力性的、快速的、意想不到的自然死亡，这不包括任何慢性疾病终末期发生的心脏停搏。这种突发的死亡状态即心搏、呼吸骤停是临床威胁病人最紧急的危象，如能及时发现并迅速抢救应是可逆性的。

（2）猝死时限：指病人从发病至发生临床死亡的时间，国际上尚未统一，世界卫生组织（WHO）定为 6 小时内。

四、现场心搏、呼吸骤停的常见原因

（一）成人心搏、呼吸骤停的常见原因

（1）心脏病。

（2）突发意外事件，如电击伤、溺水、自缢、严重创伤等。

（3）休克、中毒。

（二）儿童心搏、呼吸骤停的常见原因

（1）外伤。

（2）异物吸入。

（3）溺水。

（三）婴儿心搏、呼吸骤停的常见原因

（1）意外事故。

（2）异物吸入。

（3）先天性疾病。

五、现场心搏、呼吸骤停的判断

绝大多数病人无明确先兆症状，常突然发病。少数病人在发病前数分钟至数十分钟有头晕、乏力、心悸、胸闷等非特异性症状。心搏骤停的临床表现以神经系统和循环系统的症状最为明显。心搏骤停的主要临床特点：

（1）突然倒地和/或突然意识丧失或伴有短阵抽搐。抽搐常为全身性，持续时间长短不一，可长达数分钟。多发生于心搏骤停后10秒以内。

（2）面色苍白或转为发绀。

（3）大动脉（颈动脉和股动脉，婴儿可为肱动脉）搏动消失。

（4）瞳孔散大。

（5）呼吸停止。呼吸慢而且断续或停止，呼吸可呈叹息样，多发生在心搏骤停后20～30秒。

注意事项：在现场识别和急救时，应分秒必争，充分认识时间的宝贵，不应要求所有临床表现都齐全时才肯定诊断，不要等待听心音、测血压和心电图检查而延误识别和抢救时机。整个判断发生心搏骤停的时间必须在10秒内完成。

六、大众为何要学心肺复苏

心搏骤停后，循环也立即终止。在常温情况下，意识突然丧失，颈动脉搏动消失即可诊断为心搏骤停。病人心脏停搏3秒即发生头晕；10～20秒即发生昏厥；约40秒出现抽搐；30～40秒后瞳孔散大；呼吸可在心搏骤停的同时停止，亦可在20～60秒后停止；60秒后大小便失禁；4～6分钟后脑细胞将发生不可逆转性的严重损害。

立即急救，时间愈短，效果愈好。CPR开始越早，存活率越高。大量实践证明，复苏时间每延迟1分钟，复苏的成功率即下降10%。心搏骤停1分钟内实施CPR，成功率＞90%；4分钟内开始CPR，成功率大约有60%；8分钟内开始CPR，成功率可能仅有20%，且侥幸存活者亦极有可能产生永久的

神经系统损害，甚至是"脑死亡"；10 分钟以上开始复苏者基本不能存活。

心肺复苏即给予生命支持，维持病人重要脏器最基本的氧供。生存率提高的关键是争取时间，当心跳、呼吸骤停后，在最短时间内使伤病者得到正确有效的复苏，就可能从死亡线上挽救生命。因此，复苏急救中，时间就是生命。

美国心脏协会提出"四早生存链"来描述室颤所致心搏骤停病人复苏时间的重要性和紧迫性。这具有重要的临床意义，是 CPR 的基本原则。生存链具体如下：

（1）早期识别和启动 EMSS 或联系当地急救反应系统：呼叫"911"（中国除港澳台地区外为"120"）。

（2）早期进行 CPR：立即进行 CPR 可使心室颤动的突发心搏骤停者生存率增加 2 ~ 3 倍。

（3）早期进行电击除颤：CPR 加心搏骤停发生后 3 ~ 5 分钟内的电击除颤可使生存率增加 49% ~ 75%。

（4）早期由医务工作者进行复苏后的高级生命支持（ACLS）。

经过培训的目击者能做到生存链中的前三个。

七、相关人体解剖基础知识

（1）呼吸系统：由肺和呼吸道两大部分组成。功能：进行人体与外界环境的气体交换。吸入氧气，排出二氧化碳。（图 2-11，图 2-12）

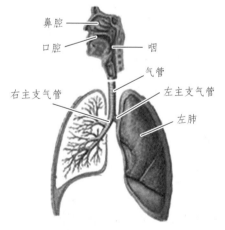
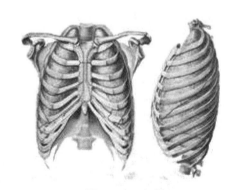

图 2-11　呼吸系统概观　　　　图 2-12　胸廓

（2）循环系统：是以心脏为中心的密闭管道系统。血管分为动脉、静脉和毛细血管三种。(图 2-13)心脏像一个泵，有节律地收缩，富含氧气的血液通过动脉送到全身各地，又把含有二氧化碳的血液送到肺部。安静状态下，正常成年人的心率是 60 ~ 100 次/分钟，平均为 80 次/分钟。心脏收缩搏动使血管压力发生变化而产生的搏动叫脉搏。

八、心肺复苏术的实施步骤

(一)徒手心肺复苏术的三部曲（图 2-14，图 2-15）

(1) C（Circulation）：人工循环。

(2) A（Airway）：畅通呼吸道。

(3) B（Breathing）：人工呼吸。

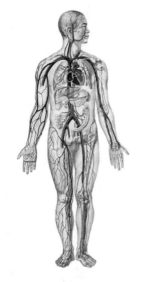

图 2-13　循环系统

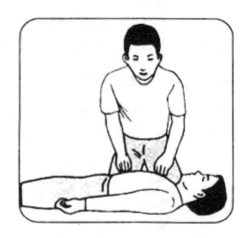

图 2-14　徒手心肺复苏术（1）

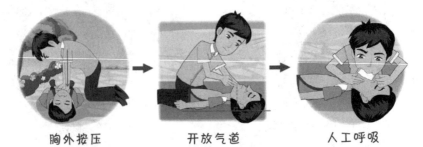

胸外按压　　　　开放气道　　　　人工呼吸

图 2-15　徒手心肺复苏术（2）

（二）成人心肺复苏步骤（视频 2-1）

1. 确保环境安全

2. 判断病人意识

判断病人意识即确定病人有无反应。施救者到达病人身旁后，应尽快确定病人有无受伤和有无意识丧失。施救者应轻轻拍打或轻轻摇动病人的双肩，分别在病人的两侧耳边高声呼喊："喂！你怎么了？"或直接呼叫病人的姓名，以能否应答确定是否存在意识。同时注意病人有无外伤，如果病人头部或颈部有创伤或疑有创伤，施救者只有在绝对需要时才可搬动病人。不正确的移动手法将有可能使颈部受伤的病人病情加重，有造成瘫痪的危险。

3. 呼救（启动 EMSS）

高声呼唤周围的人们："快来救人！这里有人晕倒了！"，以求援助，并由第一目击者或旁人立即打通地区急救电话"120"，呼救者应准确提供必要的资料给 EMSS，包括急救地点（如果可能，要告知所在街道的名称、门牌号、有无明显标志物等）、所使用的电话号码、发生什么事件（如心脏病发作或触电等）、病人的情况、已对病人进行了什么救护以及其他"120"所需要的情况等。（图 2-16）

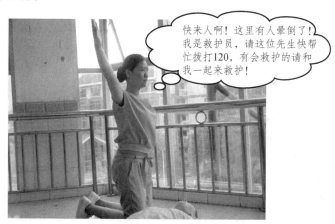

图 2-16　呼救

4. 复苏体位

迅速将病人采用仰卧位放置于坚固的平面上，双上肢放于躯干两侧、头、颈、胸保持直线，无扭曲，头后仰，颏抬起。如果现场只有一名施救者且病人呈面朝下卧位，施救者应用一手扶于病人头颈位，另一手放置于病人腋下，将病人的头、肩、躯干沿其躯体纵轴整体同时翻转而不要将其扭曲。头和颈应保持和躯干同一平面，并且全身作为一个整体移动。（视频 2-1）

　　如果现场有两名以上施救者，可两人处于病人同侧，其中一人用双手专门负责保护病人的头颈部；另一人用一手扶于病人肩部，另一手扶于病人胯部，两人合作，同时把病人头、肩、躯干沿其躯体纵轴整体翻转并摆正体位。（图 2-17）

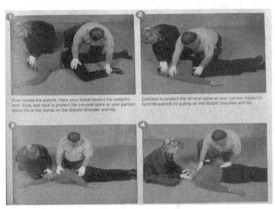

图 2-17　复苏体位（两人施救）

5. C（循环支持）

（1）判定有无脉搏：心搏骤停的指征是病人意识丧失，大动脉搏动消失。

判定脉搏的操作方法：青少年及成人（≥8 岁）检查颈动脉搏动，用一手扶病人额部使其后仰，另一手的食指、中指找准喉结向侧下方滑动 2～3 cm 至气管和胸锁乳突肌间的凹陷处，触及颈动脉。（图 2-18，图 2-19）如无搏动，即可判定心脏停搏，应马上开始胸外按压。

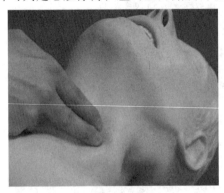

图 2-18　检查颈动脉搏动（1）

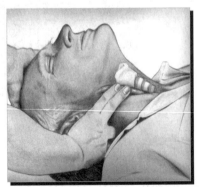

图 2-19　检查颈动脉搏动（2）

注意事项：① 检查脉搏时间不应超过 10 秒，如果 10 秒后仍不能确定有无脉搏，则开始进行胸外按压。② 由于触摸确定有无颈动脉搏动费时而且并不可靠，现场急救中亦极可能产生触摸感觉错误（可能将自己手指的搏动感觉为病人的脉搏）。研究统计表明，普通施救者不能识别 10%原本无脉搏的病人没有脉搏，不能识别 40%原本有脉搏的病人有脉搏，总的准确性约为 65%。因此对普通施救者不要求做脉搏检查，可以根据病人意识丧失及呼吸停止而推断病人已发生心搏骤停。③ 如果病人有自主循环（即能触及脉搏）仅须进行人工呼吸时，每 2 分钟应检查一次脉搏，但检查脉搏时间也不应超过 10 秒。④ 触摸颈动脉搏动时注意是用两个手指触摸而非四个手指。

（2）胸外按压。

胸外按压是现场心肺复苏中首选最快速、简便、有效的人工维持心脏排血的方法。通过按压胸部，增加胸腔内压和/或直接挤压心脏维持血液循环。按压同时进行正规的人工呼吸，可经按压将血液循环至肺部，从而获得足够的氧以维持生命。由按压而产生的血流能给心脏和脑输送少量但极为重要的氧气和养分。

① 操作体位：按压时，病人必须保持平卧位，头部位置低于心脏，这是因为即使进行正规的胸外按压，流至脑部的血液也是很少的，如果头部位置高于心脏，血液流至脑部会进一步减少甚至达不到。应把病人放置于地面或硬板床上进行胸外按压，如果病人靠在软床上，应将一块木板放置在病人背下，最好与床同宽，以保证按压时有效。复苏者应紧靠病人一侧，并根据复苏者个人身高及病人位置高低，分别采取跪、站等姿势，以保证按压力垂直并有效地作用于病人胸骨。

② 胸外按压操作方法：

a. 青少年（≥8 岁）及成人按压定位：一般按压部位定于胸骨中线中下 1/3 交界处。（图 2-20，图 2-21）在《2015 国际心肺复苏及心血管急救指南》中，为方便普通施救者复苏定位，亦推荐按压定位于两乳头连线中点的胸骨下段。

手臂要伸直，肘关节要着力，施救者双肩位于双手的直上方，确保按压力量垂直作用于胸骨上。作用力不垂直，会使病人产生摇动，致部分压力无效，影响按压效果。

b. 复苏者一手的食指与中指放置于病人靠近复苏者一侧的肋部下缘。将手指沿肋弓下缘向上滑动至胸骨下部切迹，肋骨与胸骨下部连接处上两横指确定按压点。（图 2-22，图 2-23，图 2-24）对正常成人，胸外按压的幅度应达到，理想的胸外按压 5~6 厘米可触及桡动脉。

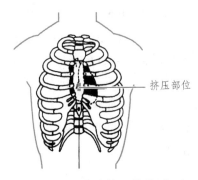

图 2-20　胸外按压体位（1）

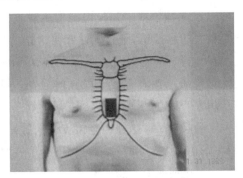

图 2-21　胸外按压体位（2）

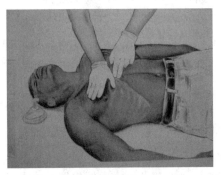

图 2-22　确定按压点（1）

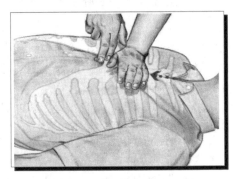

图 2-23　确定按压点（2）

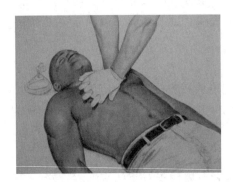

图 2-24　十指相扣（1）

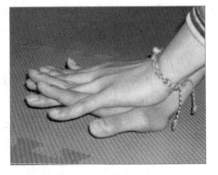

图 2-25 十指相扣（2）

c. 为保证每次按压后使胸廓充分回弹，施救者胸外按压后手放松应充分，双手应离开患者胸壁，以利于胸廓位置恢复正常状态，外周血液流入胸腔和心脏。让胸廓完全恢复，允许静脉回流对有效的 CPR 十分必要。特别在复苏者疲劳后胸廓恢复不完全很常见，这会使病人出现胸腔内压增高、冠脉灌注减少、脑灌注降低等情况。（图 2-25，图 2-26）

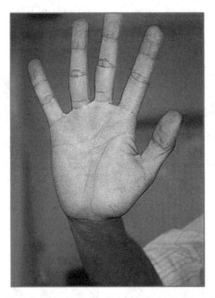

图 2-26　手掌根部（将手掌根部放在胸部正中线上）

d. 胸外按压的频率为 100～120 次/分钟。

e. 按压、松弛的时间比一般为 1∶1，主要是为了便于操作。为保证每次按压后使胸廓充分回弹，施救者在按压间隙，双手应离开患者胸壁。

f. 所有青少年及成人的单人或双人复苏按压—通气比统一推荐为 30∶2。

g. 胸外按压注意事项：

尽可能减少中断胸外按压的时间，中断按压和冠脉灌流压下降有关，中断或延时按压越频繁，平均冠脉灌注压就越低，与自主循环恢复（Return of Spontaneous Circulation，ROSC）率降低、存活率下降、复苏后心肌梗死相关。建议所有复苏者都应该在按压过程中尽量减少检查脉搏、分析心律或做其他工作，这些动作都会延长中断按压的时间。

复苏者疲劳可能导致按压频率不足或按压深度不充分，因此，当有一位以上急救人员在现场 CPR 时，每隔 2 分钟（或 5 个按压—通气比为 30∶2 的周期）应相互轮换按压。如果有两名复苏者在现场，其中一个应在 2 分钟时做好准备，等待正在进行按压的那个复苏者停下，并且应在 5 秒以内完成按压轮换。

　　胸外按压用力应平稳，有规律进行，不能过大、过猛，尤其在为老人、儿童或婴儿进行复苏时，以免发生肋骨骨折、气胸等。

　　按压部位要准确，特别是不要过低，否则易损伤肝、脾、胃等脏器。（图2-27，图2-28，图2-29，图2-30，图2-31，图2-32，图2-33）

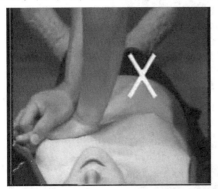

图 2-27　按压部位错误示范（1）

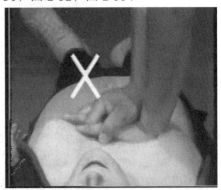

图 2-28　按压部位错误示范（2）

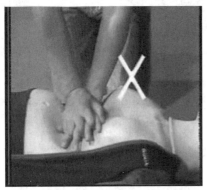

图 2-29　按压部位错误示范（3）

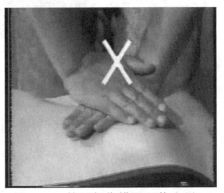

图 2-30　按压部位错误示范（4）

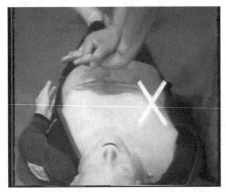

图 2-31　按压部位错误示范（5）

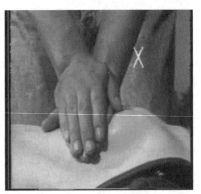

图 2-32　按压部位错误示范（6）

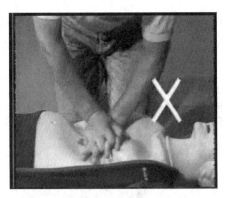

图 2-33　按压部位错误示范（7）

体形过于肥胖、重度肺气肿、胸廓畸形、血容量过低等均影响按压效果。

对于心搏骤停的成年病人，单做胸外按压而不做人工呼吸的预后比什么都不做明显要好，因此最好的 CPR 方法仍是人工呼吸加胸外按压，但应积极鼓励不愿做人工呼吸的普通施救者进行只做胸外按压的 CPR。

6．A（开放气道）

如患者口鼻内有呕吐物、泥沙、血块、义齿等异物时，施救者可用纱布包住食指伸入患者口腔进行清除。松开衣领、裤带、乳罩、内衣等，再应用压额提颏法畅通气道。病人无意识时，由于肌肉张力不足，舌和会厌会下垂阻塞咽喉。因此，意识丧失病人发生气道阻塞的最常见原因即是舌根后坠。由于舌与下颌相连，所以将下颌前移可将舌上抬，离开喉的背面而使气道开放。（图 2-34，图 2-35）因此，我们应用压额提颏法或双手提颌法开放气道，既可以防止舌根后坠和会厌阻塞气道，又可方便气管插管。

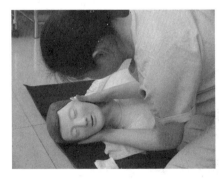

图 2-34　开放气道（1）

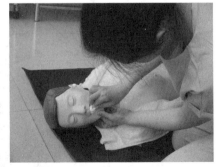

图 2-35　开放气道（2）

（1）压额提颏法（Head Tilt—Chin Lift）：用一只手紧压在病人的前额处，

用手掌之力推头后仰，同时另一只手食指和中指置于接近颏部的下颌骨部之下，将颏向上前方抬起，使病人的下颌尖至耳垂连线与水平面呈垂直状态，牙齿几乎咬合，从而支持下颌并有助于头部向后仰。（图 2-36）

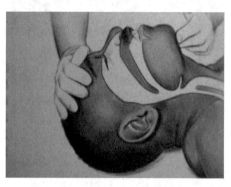

图 2-36　压额提颏法

操作注意事项：手指不要用力压迫颏下组织，以免阻塞气道。不要使口完全闭合（除非对特殊的病人施行口对鼻人工呼吸技术）。压额提颏法可使口对口易于紧密结合。牙托如果不能牢固在位就应除去。

（2）双手提颌法（Jaw Thrust）：施救者双肘放于病人仰卧的平面上，用双手分别紧握病人左右两侧下颌角并将下颌骨前推，使下颌骨前移从而带动舌体前移使气道开放。（图 2-37）如果病人唇已闭合，救护者用双手拇指推开病人嘴唇。注意：应当小心固定病人的头部，不要将头后仰或向两侧转动。如果怀疑病人有颈部损伤，应用双手提颌法可以极为安全地将气道开通，而不需要伸展颈部。

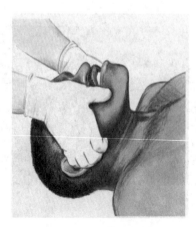

图 2-37　双手提颌法

如果病人有口咽部的严重创伤使上述方法无效时，应采用气管插管、环甲膜穿刺、气管切开等措施来保证气道通畅。

7. B（人工呼吸）

（1）判定有无自主呼吸：通过"一看二听三感觉"的方法判断病人有无自主呼吸。在保持气道开放后，施救者头部倾斜，将耳及面部靠近病人口鼻处以感觉病人有无气流声及气体呼出，注意有无气流感觉，同时用眼睛观察病人胸部有无起伏。如果病人胸部无起伏而且无气体呼出，则表明病人无自主呼吸。（图 2-38）

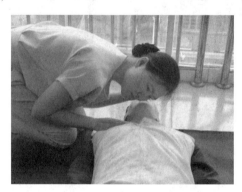

图 2-38　判断呼吸

（2）开始人工呼吸：在确定患者呼吸停止后，应立即开始呼吸支持。现在，复苏者一般采用口对口呼吸支持技术，该技术能快速、简单、方便、有效地给患者提供足够的氧需求，是现场复苏中最首选的呼吸支持方法。在一般情况下，人呼出的气中含氧的体积分数为 15.5%，已足以维持生命所需。

口对口人工呼吸操作方法：用压额提颏法开放气道，复苏者用拇指和食指捏住病人鼻前庭（复苏者的手放在病人的额部），防止气体从病人鼻中逸出，用正常呼吸时的吸气量（不是深呼吸），用嘴唇封紧病人的口，使之不漏气，先向病人吹两次气，每次送气 1 秒以上，应送入足够的气量以使病人的胸廓起伏。对大多数成年人来说，CPR 时潮气量为 500 ~ 600 mL（6 ~ 7 mL/kg），应该足够。吹气后，复苏者松开捏鼻孔的手，让病人胸廓及肺依靠其弹性自主回缩呼气。单人或双人进行 CPR 时，行 30 次胸外按压后进行人工呼吸 2 次。（图 2-39，图 2-40，图 2-41）

正确的通气指征：① 观察到有胸廓起伏。② 在呼气时能听到和感受到气体流动。通气过程中，发生通气困难最常见的原因是不能正确开放气道，因此在第一次吹气后如果病人的胸廓没抬起，应再应用压额提颏法，然后吹第二次气。

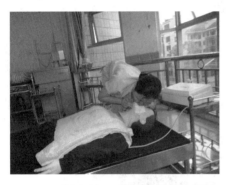

图 2-39 人工呼吸

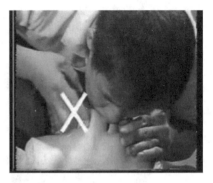

图 2-40 人工呼吸错误操作（1）

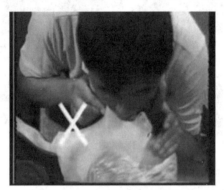

图 2-41 人工呼吸错误操作（2）

注意事项：① 吹气时用正常呼吸而非深吸气，可防止你自己不会因过度吹气而头晕眼花及给病人以过大的通气量。② 避免过大的通气量和过快的通气速度。如果吹气压力超过食管下段括约肌的压力，会导致食道开放，气体进入胃内，引致胃扩张、横膈升高、肺容量减少，并使胃内容物反流和误吸入肺。同时，因为 CPR 期间进入肺内的血流明显减少，因此低潮气量和呼吸频率已经能够保证恰当的通气—血流比值，过度通气会增加胸腔内压，减少静脉回心血量，减少心输出量，并降低存活率。③ 在最初的几分钟内，人工呼吸的重要性不及胸外按压，因为心脏刚停止跳动的几分钟内体内的血氧水平仍会较高。心肌及脑的氧供减少主要是因为血流减少而不是血氧含量的下降。施救者应首先确保有效的胸外按压并减少中断按压。④ 如果你不愿或不能进行口对口人工呼吸，则立即开始持续胸外按压。

（三）心肺复苏术 2015 年国际新标准操作流程（视频 2-2）

（1）首先评估现场环境安全。

（2）意识判断：用双手轻拍病人双肩，问："喂！你怎么了？"告知无反应。

（3）检查呼吸：观察病人胸部起伏 5~10 秒（数 1001、1002、1003、1004、1005……），告知无呼吸。

（4）呼救：来人啊！喊医生！推抢救车！除颤仪！

（5）判断是否有颈动脉搏动：用右手的中指和食指从气管正中环状软骨划向近侧颈动脉搏动处，告之无搏动（数 1001，1002，1003，1004，1005……判断 5 秒以上 10 秒以下）。

（6）松解衣领及裤带。

视频 2-2　心肺复苏术 2015 年国际新标准操作流程

（7）胸外心脏按压：两乳头连线中点（胸骨中下 1/3 处），用左手掌跟紧贴病人的胸部，两手重叠，左手五指翘起，双臂伸直，用上身力量用力按压 30 次（按压频率至少 100 次/分钟，按压深度至少 5 cm）。

（8）打开气道：仰头抬颌法。确保口腔无分泌物，无义齿等。

（9）人工呼吸：口对口或口对鼻人工呼吸，每次送气 600~700 mL，频率 10~12 次/分钟。

（10）持续 2 分钟的高效率的 CPR：以心脏按压：人工呼吸以 30：2 的比例进行，操作 5 个循环（即共心脏按压 150 次，吹气 10 次）。

（11）判断复苏是否有效（听是否有呼吸音，同时触摸是否有颈动脉搏动）。

（12）整理患者，安全送往医院进一步生命支持。

（四）提高抢救成功率的主要因素

（1）将重点继续放在高质量的 CPR 上。

（2）按压频率至少 100 次/分钟（区别于大约 100 次/分钟）。

（3）胸骨下陷深度至少 5 cm。

（4）按压后保证胸骨完全回弹。

（5）胸外按压时最大限度地减少中断。

（6）避免过度通气。

（五）儿童现场心肺复苏术（儿童心肺复苏步骤与成人相同）

1. 儿童生存链

婴儿[≤1岁，不含新生儿（胎儿娩出母体并自脐带结扎起，至出生后满28天这一段时间的婴儿）]和儿童（1~8岁）死亡的主要原因是呼吸衰竭、婴儿猝死综合征、脓毒血症、神经疾病和损伤。为了达到最佳的生存率和生活质量，儿童基础生命支持（BLS）应作为社区工作的一部分，这种工作包括预防、基础CPR、快速进入急救医疗服务（EMS）、快速儿童高级生命支持（PALS）。这四个环节形成了美国心脏协会的儿童生存链，前三个环节构成儿童基础生命支持。第一目击者立即CPR，与儿童自主循环和神经功能的完全恢复有相关性。研究表明，如果目击者能早期开始CPR，患儿的存活率和神经系统功能恢复会有明显提高。

2. 检查反应

轻拍患儿并问："喂！你还好吗？"如果施救者知道可直接呼唤其姓名，同时观察患儿是否有活动；如果儿童没有反应且不能动，立即大声呼救并开始CPR。

3. 体位摆放

如果患儿没有反应，则把患儿放置于仰卧位（面朝上）平躺于硬质平面上，如牢固的桌上、地板上或硬板床上。如果患儿是俯卧位，则把患儿翻转过来，操作手法同成人翻转。

4. 检查脉搏

如果施救者是专业医务人员，就应检查脉搏，对婴儿应触摸肱动脉搏动，对儿童应触摸颈或股动脉，必须在10秒内完成脉搏检查。如果患儿脉搏≥60次/分钟但没有呼吸，抢救人员可仅给予人工呼吸而不做胸外按压。

5. 胸外按压

（1）患儿的胸外按压同样要遵循以下原则：①用力按压：用足够大的力量按压胸骨，使其下陷深度达到胸廓前后径的1/3~1/2。对于儿童（包括婴儿至青春期开始的儿童），按压深度胸部前后径的1/3，大约相当于婴儿4 cm、儿童5 cm。对于青少年即应采用成人的按压深度，即5~6 cm。②快速按压：按压速度约100次/分钟。③按压放松要完全，使胸廓能充分恢复。④尽可能不要中断胸外按压或使中断的时间可能减少。

（2）婴儿胸外按压：普通施救者和所有单人复苏可采用 2 指按压，按压部位应在两乳头连线中点的略下方。复苏者用一手托着患儿颈部并开放气道，另一手用食指与中指进行按压。（图 2-42，图 2-43，图 2-44）

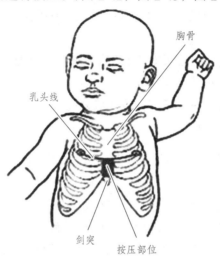

图 2-42　婴儿胸外按压位置（1）

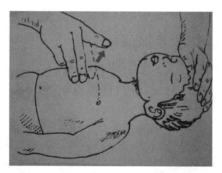

图 2-43　婴儿胸外按压位置（2）

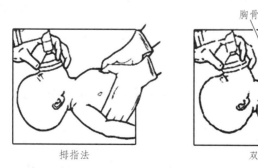

图 2-44　胸外按压的两种方法（拇指法、双指法）

（3）儿童胸外按压：对于儿童，掌根的按压定位在胸骨中点的略下方，但不应按压在剑突和肋骨上。对儿童人体模型的研究显示，双手按压会对儿童产生更大的压力。目前还没有比单手或双手按压更优的明确结果，复苏者可根据儿童大小及自身的实际情况选择单手或双手按压。注意，按压深度要达到患儿胸廓前后径的 1/3 ~ 1/2。

（4）按压—通气比：儿童及婴儿单人复苏按压—通气比推荐为 30∶2，双人复苏按压—通气比推荐为 15∶2。

（5）按压频率及注意事项：同成人胸外按压。

6. 开放气道

同成人 CPR 部分。普通施救者可应用压额提颏法开放气道（图 2-45，图 2-46），双手提颏法不要求普通施救者掌握。如果患儿有异物阻塞气道，对于儿童可应用 Heimlich 腹部冲击法排出异物，婴儿可做 5 次拍背（叩击），接着做 5 次胸部冲击以排出异物（操作手法详见气道阻塞与气道开放一节）。（视频 2-3）海氏腹部冲击不推荐在婴儿身上使用，因为这样可能造成更大的损害，而且无法保护肝脏。

视频 2-3 Heimlich 腹部
冲击法（婴儿）

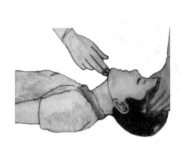

图 2-45 儿童头后仰 60 度

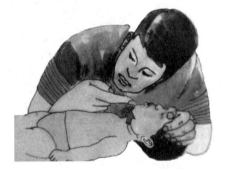

图 2-46 婴儿头后仰 30 度

7. 检查呼吸

同成人 CPR 部分。通过"一看二听三感觉"的方法判断患儿有无自主呼吸，10 秒内完成判断。

8. 人工呼吸

保持患儿气道通畅，对婴儿，一般采用口对口和鼻通气技术，如果口对口和鼻通气有困难，则可以采用口对口或口对鼻技术；对儿童，一般采用口对口技术。如果采用口对口技术，应注意捏紧患儿鼻子；如果采用口对鼻技术，注意紧闭患儿嘴巴。对所有患儿的人工吹气，都应确保见到胸廓抬起，同时注意避免过度通气，通气时以见到胸廓抬起即可，每次送气时间超过 1 秒。如果患儿有再灌注心律（如存在脉搏）但无呼吸，给予 12 ~ 20 次/分钟的人工呼吸（每 3 ~ 5 秒 1 次）。

九、复苏地点

尽可能在复苏的现场就地抢救，即使抢救场所狭窄或/和忙碌，也不能为了方便而将病人随便移出，除非患者经过有效的 CPR，已经出现自主脉搏，或者所在抢救场地不安全，如在火灾的建筑物中、马路中等，或者一定需要外科干预。此时应先将患者搬至安全场所，然后立即进行 CPR。

在转送患者到救护车或其他流动急救医护单位时，不应中断 CPR。如果用担架床搬运，复苏者可在担架床旁或跪在床上进行复苏，其高度应高于病人胸骨。转运过程中要尽量避免中断 CPR。

十、心肺复苏有效的指标

（1）瞳孔由大变小，对光反射恢复都是有效的表现。

（2）面色（口唇）由发绀转为红润。

（3）患者有呻吟声。

（4）脑功能恢复的表现：① 患者手脚开始抽动挣扎是脑功能恢复的早期表现；② 肌张力增加；③ 吞咽动作出现；④ 自主呼吸恢复。

十一、终止 CPR 的指标

除了复苏成功外，有条件确定下列指标时，可考虑终止 CPR：

（1）无心跳和脉搏，已进行标准 CPR 30 分钟以上，可以考虑患者已经死亡，终止复苏。

（2）如果缺乏好转迹象时，延长复苏时间亦不大可能成功。但无论多长时间，如果自主循环恢复，延长复苏时间都是正确的。某些特殊情况下，比如触电、药物过量和严重低体温（如冰水淹溺、冰雪掩埋等）等，应考虑延长复苏时间。

十二、复苏失败的可能原因

（1）由心搏骤停到开始复苏的时间过长，现场抢救不及时或转送医院途中 CPR 未能有效进行。

（2）操作技术不正确，按压部位错误，力量不足，按压过缓或过快。

（3）患者气道堵塞。

（4）气胸、心包大量积液等。

（5）患者心脏已安装有人工瓣膜，胸外按压时不能打开人工瓣膜。

（6）患者胸廓有明显畸形。

第四节　气道异物与气道开放

人的生存要素包括氧、水、能量等，缺一不可。正常人是靠气道吸入氧气，氧气进入肺组织后与血红细胞结合供应全身组织，保证器官的氧需求。气道某一段阻塞可以使氧气供应受阻，严重的会导致重要脏器如心、脑缺氧而死亡。因此，气道阻塞是常见现场急症，而气道开放（Open Airway）是常用的抢救手段。气道开放方法很多，不同气道阻塞原因采用的方法不同，抢救者可根据现场情况因地制宜灵活使用。

一、气道阻塞相关的解剖部位

1. 鼻

鼻被鼻中隔分成左右两个鼻腔。向前以鼻孔通外界，向后经鼻后孔通咽腔。每侧鼻腔均分为前部的鼻前庭和后部的固有鼻腔。

2. 咽

咽腔是消化道与气道的共同通道，分鼻咽、口咽、喉咽和咽壁。其间有两部位易滞留异物：① 在口咽部的舌根后部正中有一矢状位，黏膜皱襞连至会厌，称舌会厌正中襞，该襞两侧的凹陷称会厌谷，异物常可停留在该处。② 在喉咽部，喉口两侧各有一个深窝，叫梨状隐窝，是异物常易滞留的部位。

3. 喉

声门下腔呈上窄下宽的圆锥状，此区黏膜下组织比较疏松，炎症时易引起水肿。幼儿因喉腔部较窄小，水肿时尤其易引起阻塞，造成呼吸困难。环甲韧带因位置表浅，在突然发生喉部阻塞造成窒息，来不及进行气管切开时，可切开此膜或在此进行穿刺，以建立暂时通气道挽救病人生命。

4. 气管、支气管

左、右主支气管分出后，斜行入肺门，在左、右主支气管下方形成一个 65°～80°的夹角。女性及胸廓宽短者此夹角较大。右主支气管平均长度男性为 2.1 cm，女性为 1.9 cm，短粗而走向纵直，与气管中线延长线间形成 22°～25° 夹角。此外，由于气管隆嵴偏向左侧、右肺通气量较大等因素，常使经气管坠入的异物多进入右侧。左主支气管男性平均长 4.8 cm，女性为 4.5 cm，较细长而走向倾斜，与气管中线延长线的夹角为 35°～36°。以隆突分界，隆突以上称上气道，隆突以下称下气道。

二、常见气道阻塞的原因

气道阻塞常见原因包括：气道异物（Foreign Bodies of the Airway Corpus Alienum）；痰堵塞；昏迷引起舌松弛，向后跌落于咽部，引起阻塞；全身衰弱或神志不清出现呕吐容易发生气道阻塞；而头部俯向前胸则更加增加阻塞程度。气道阻塞的其他原因包括：咯血、咽喉部血管神经性水肿、严重扁桃体炎、喉气管—支气管炎、会厌炎堵塞等。

三、开放气道的方法

开放气道的方法有压额提颏法、海氏（Heimlich）手法、吸痰、体位引流。不同阻塞原因可采用不同的方法，现场注意要因地制宜，灵活使用。

四、气道异物

气道异物指发生于喉及喉以下气道的异物，常发生在 3～4 岁以下的小儿（1～3 岁占 60%）。主要原因是进食时哭、笑、喊、叫而致将食物呛入气道。3 岁以下的小儿咳嗽反射不健全，磨牙尚未萌出，不能很好地咀嚼食物，或当儿童口内含有食物时不慎跌倒，或父母采取粗暴方法如打骂、威吓，引起小儿惊哭，易将食物吸入气道。成人在进食时谈笑，或工作中将钉、针等物含咬于齿间的不良习惯，或老年人使用牙托不当，也会导致误吸。此外，在呕吐、麻醉、中毒或患有神经系统疾病如昏迷等，以致咽喉反射受到抑制时，也可发生这种意外。

（一）致命的异物阻塞部位

发生于气道任何部位使正常气流被阻断者，均称为气道阻塞。气道阻塞的急诊情况取决于多方面因素，包括阻塞部位和程度、患者的心肺功能状态及阻塞发展的速度。异物可使气道部分或完全阻塞。阻塞部位位于隆突下，往往影响支气管或小气道的气流，由于有其他肺叶代偿，不至于立即危及生命。阻塞位于隆突上方，往往是完全阻塞，可迅速引起窒息，气体无法进入肺部，血中氧气迅速减少而造成心脑缺氧，如果不立即采取措施，患者将很快死亡。

由于声带的阻拦作用，被吸入气道的异物一般比较细小，以蚕豆、瓜子、黄豆、花生米等为多见。除较大而扁平的异物可以嵌顿在声门区外，绝大多数的细小异物都能进气管或支气管，并以右侧多见。

吸入大量食物造成上气道阻塞可引起突然死亡。多见于义齿或宴会中饮酒过多后吞咽较大块食物，发生食物阻塞上气道，引起完全性阻塞。由于缺氧或迷走神经反射引起心搏骤停。因常发生于餐桌上，且常被误认为"冠心病"，故称为"餐桌上的冠心病"（Cafe Coronary）。

（二）异物性质

（1）植物性异物：如花生、瓜子、谷粒和豆类。此类异物在支气管内潮湿后膨胀，使阻塞加重，以花生米所引起者最重（其含有游离脂肪酸）。

（2）矿物性异物：如金属制品、石子、玻璃等，气道黏膜所受刺激及反应最轻。

（3）动物性异物：如牙齿、骨块、鱼刺等，支气管反应较轻。

（三）异物大小形态

细小、光滑的异物，损伤黏膜轻。巨大的异物，特别是蚕豆，在吸入下气道后，吸收水分，体积膨胀，可将气道堵塞而发生窒息。如堵塞一侧支气管，则可使该侧远端肺叶不张。

（四）现场症状

一般来说，上气道部分阻塞时可见呼吸困难、呼吸费力，且辅助呼吸肌参加活动，肋间隙、锁骨上窝、胸骨上窝凹陷。严重病例如出现上气道完全性堵塞，可出现呼吸极度困难，头向后仰，发绀，并窒息，如瞪眼、口唇凸出和流涎。病人欲咳，但咳嗽不动。辅助呼吸肌剧烈活动。呈矛盾呼吸运动，即吸气时胸壁下陷而腹部鼓起，呼气则是相反。虽用力呼吸，但无气流，旋即呼吸停止，继而出现心律失常，最终发生致命的室性心律，可因低氧和迷走神经反射引起心搏停止而迅速死亡。

（1）喉异物。立即发生呛咳，气急，继而出现喉鸣、吸气性呼吸困难、声嘶等。如堵塞严重，或异物偶尔可夹于两侧声带之间，引起痉挛性嵌顿，皆可立即发生发绀、窒息，往往可在数分钟内因缺氧致死。

（2）气管异物。异物常为活动性。在吸入初期，其症状与喉部异物相似，多以呛咳为主。片刻后，因异物到达支气管，则进入比较平静的间歇期。以后如果异物再次被咳入气管刺激声门下区，将又出现阵发性呛咳和呼吸困难，甚至发绀。

（3）支气管异物。早期症状与气管异物相似，不同种类异物，可以出现不同的症状。

（五）判断

根据患者现场痛苦症状和表情可迅速作出判断。

（六）抢救方法

1. 现场急救

上气道阻塞患者的复苏，关键是恢复气道通畅，现场主要是徒手处理及简单器械抢救。气道完全被食物或异物堵塞的人会拼命呼吸，但有时用劲越大，东西越深入气管。遇到此种情形，必须马上采取抢救措施。

视频 2-4　指抠口咽法

（1）指抠口咽法：此种手法只适用于意识丧失患者，不宜用于癫痫发作患者。将患者侧卧，救护者一手将患者口打开，另一手的食指沿口腔颊部内侧向里伸至喉部的舌根处，然后将异物钩至口内再取出。（视频 2-4）有时需要用食指将异物推移向喉部的对侧再取出。如果可以够到异物，救护者应抓住异物将其取出。救护者应小心，不要将异物推向气道更深处。（图 2-47，图 2-48）。

视频 2-5　拍打背部

（2）拍打背部：方法一：站在患者背后侧面，让患者身体微向前倾，用一只手搂住其胸部，另外一只手掌在他肩胛骨之间猛击 4 下，探查患者口腔，以发现咯出的异物。（图 2-49，视频 2-5）方法二：患者侧卧，急救者用膝盖顶住患者胸部后拍背。（图 2-50）拍打无效时可采用海氏手法推压上腹部。

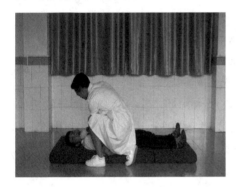

图 2-47　指抠口咽法（1）

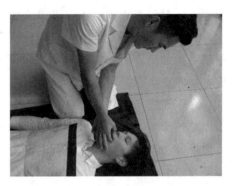

图 2-48　指抠口咽法（2）

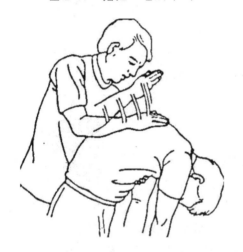

图 2-49　拍打背部（1）

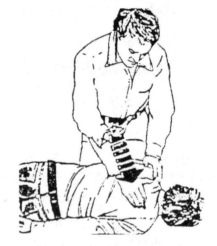

图 2-50　拍打背部（2）

　　（3）托颌牵舌法：适用于昏迷的舌后缀堵塞声门者。

　　操作方法：病人仰卧，头偏向一侧，右手从后颌骨下方拖向一侧将舌牵出，使声门通气。（视频 2-6）

　　（4）海氏（Heimlich）手法：现场急救最为理想的办法是美国医学会推荐的海氏手法。海氏手法适用于自救（图 2-51，图 2-52），也可用于互救。其原理为通过提高横膈和推压膈下腹部，使胸腔内压突然增加，以形成足够的呼出气

视频 2-6　托颌牵舌法

压力和流量，使气管内异物排出。每个推压动作都是要解除阻塞，可能需要多次推压才能清除气道阻塞。

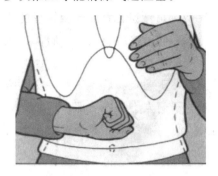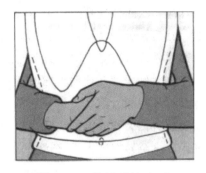

图 2-51　海氏手法（1）　　　　　图 2-52　海氏手法（2）

① 站立海氏手法：患者清醒时，让患者保持站立姿势，救护者站在患者后面，一手握拳压住病人的腹部稍高于脐部而低于剑突尖处，拇指向内侧顶在病人的上腹部（脐稍上方）；另一手握住握拳的手，向上、向后用力挤压患者的上腹部。（视频 2-7）挤

视频 2-7　站立海氏手法

压动作要快速，压后随即放松。反复连续推压，直至将异物从气道排出。每次新的推压都是不相连的明显动作，以尽可能解除阻塞。

② 卧位海氏手法：如患者昏迷，使其仰卧，救护者跪于患者身旁或双膝分开跨于患者髋部两旁，左手置于脐上方，右手压住左手手背，先向下再朝上，快速用力推压上腹部。救护者位置正确，处于自然的腹中线处，就不会向左或向右推压。如果救护者身材矮小，无法围抱意识清楚患者的腰时，也

视频 2-8　卧位海氏手法

可使用此技术。（视频 2-8）救护者可用自己的体重施行此种手法操作。梗塞物出来后，用手指清除，如有必要，施行人工呼吸。清醒后，可喝一点水，有助恢复常态。

③ 自救海氏手法：当无人相助时，患者可自行施治。可用一手握拳，以拇指侧置于上腹部近脐处，另一手抓紧前一只手的拳头，快速向内向上猛力推压几次；或利用椅背、桌边推压，即用椅背边缘顶

视频 2-9　自救海氏手法

住上腹部接近脐的位置，先向内再向上使劲推压 3 ~ 5 次以清除气道异物。（视

频 2-9）

（5）儿童急救法：让患儿俯卧在两腿间，头低脚高，然后用手掌适当用力在患儿的两肩胛骨间拍击 5 次。拍背不见效，可让患儿背贴于救护者的腿上，然后，救护者用两手食指和中指用力向后、向上挤压患儿中上腹部，压后即放松，可重复几次，必要时急送医院。

（6）妊娠晚期或明显肥胖者急救：救护者站于病人身后，双臂在病人两侧臂下环抱病人胸部，一只手的拳头拇指侧放于病人胸骨中央部，但是注意不要放置剑突和肋缘处。然后，救护者用另一只手抓住前一只手的拳头向后推压，直至异物排出。（图 2-53，图 2-54）

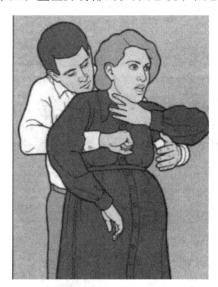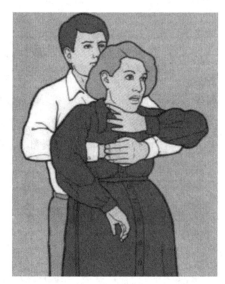

图 2-53　妊娠晚期或明显肥胖者的急救（1）图 2-54　妊娠晚期或明显肥胖者的急救（2）

注意：对昏迷病人，采取的措施顺序如下：① 如果目睹发生晕厥并怀疑有异物，将病人口张开并用手指清除异物；② 如发现病人没有呼吸并排除有气道异物，应进行人工呼吸；③ 如果即使改变气道位置后，病人仍不能通气，立即进行海氏手法（达到 5 次）；④ 将病人的口张开并进行手指清除；⑤ 进行通气。应以海氏手法、手指清除、通气的顺序反复进行。

（7）注意事项：① 在操作时可能损伤内脏器官，例如造成腹部或胸部内脏破裂或损伤。为了减少此种可能，救护者两手绝对不要放在胸骨剑突或肋缘上。两手应放在此范围之下的脐上中线处。复苏推压时可能造成胃反流引起气道阻塞。② 严重时要呼叫"120"急救。

2. 如何现场自救呼吸道异物堵塞者（视频 2-10）

（1）什么人容易发生呼吸道堵塞？

① 儿童：神经系统功能不健全，保护能力差。

② 老年人：神经功能衰退了，特别是患过脑血管病的老年人。

③ 昏迷患者。

（2）如何判断呼吸道异物堵塞？

① 看看发生症状前老年人是否在进食。

② 看看儿童玩耍时口中是否含有小型物品。

③ 昏迷患者突然出现剧烈咳嗽，颜面发红，严重者烦躁不安，不能讲话，面色苍白，口唇青紫，最严重的患者不能呼吸，甚至不能咳嗽，表情极其痛苦及恐慌，患者常用手掐住喉部，这就是所谓的窒息痛苦表情。

（3）如何现场自救？

① 液体堵塞者采用稳定侧卧位，使液体流出。

② 清除卡在喉部异物的方法：首先使患者侧卧，其次有假牙者取出假牙，抢救者再将一手中指从患者嘴角伸入，沿侧颊伸向患者喉部，手指呈钩状将异物勾出。

③ 海式腹部冲击法——生命的拥抱。

视频 2-10　呼吸道异物堵塞的自救

五、呕吐物窒息

呕吐物窒息常见于手术后、意识障碍或全身衰竭病人，多在晚上出现，易导致窒息死亡。抢救关键是立即将病人的头偏向一侧，使呕吐物容易呕出口腔。同时，可以用负压吸出呕吐物。院内对意识障碍病人，应常规床边备吸痰机。气道通畅后，注意病人是否有吸入性肺炎。

六、痰阻塞

痰阻塞是临床经常遇到的急症。多发生在慢性阻塞性肺疾病并感染的病人，常因呼吸肌疲劳无力咳痰，导致痰阻塞气管。表现呼吸浅促、无力、发绀，渐出现意识障碍。体检可见眼结膜充血、水肿，唇发绀，血压低，两肺呼吸音减弱，心率可快可慢（心率慢比快更加危重）。抢救的关键是吸痰，严重者可行气管插管，通过导管吸痰，在紧急现场可用各类软管（如：一次性输液器，饮料吸管等）用嘴或接一次性注射器进行吸痰。

七、大咯血

咯血窒息是家庭常见急症，其发生突然，病情危急，若抢救稍有延误，会导致病人死亡。原发病最常见的是肺结核和支气管扩张，还有肺部肿瘤、胸壁的创伤、肺血管病变如肺梗死等。

大咯血一般指 24 小时内咯出 600 mL 以上血液，其死亡率可高达 80%，死因主要为窒息。由于血液可凝固，如反流入肺部可到处凝固，形成血痂影响通气，甚至出现窒息。因此应迅速作出诊断，立即就地抢救，并呼救。同时，根据发病情况迅速作出咯血与呕血初步的鉴别诊断，确定出血部位以便有效地进行抢救。

抢救最大的困难是由于血液凝固不易被吸引出。抢救的关键是保持气道通畅。首先患者应绝对卧床休息，鼓励患者咯出滞留于气道的陈血，避免气道阻塞。如果患者在咯血过程中突然出现烦躁不安、口唇发绀、一侧或双侧呼吸音消失，应立即想到窒息并开始抢救。现场抢救应尽量使患者头部后伸，用手挖出口内血块，促使气道内血液及血块排出；现场抢救没有吸痰器，要就地取材，可用大注射器接软管吸血块。一般方法：抱起患者，行倒垂位，病人躯干与创面成 45°～90°角，嘱助手拍背。

八、喉头水肿

1. 常识

喉头水肿为喉部松弛处的黏膜下有组织液浸润。

2. 常见原因

其病因有感染性和非感染性两大类。感染性喉水肿可因急性喉炎、急性会厌炎、急性喉软骨膜炎、喉部脓肿、喉结核、喉梅毒等以及咽部或颈部的急性化脓性炎症所引起；非感染性喉水肿可因心脏病、肾炎、肝硬化、甲状腺功能低下，过敏性或遗传性如注射青霉素，口服碘化钾、阿司匹林等药物以及过敏体质者食用致敏食物如鱼、虾、蟹等原因引起。

3. 症状

急性的喉头水肿一旦发生，可迅速恶化，引起致死性的气道梗阻。多数血管性水肿的患者表现出一定程度的唇及面部肿胀，若伴有声音嘶哑，舌及口咽部肿胀，常提示极有可能发生喉头水肿。

4. 急救方法

（1）不要说话：不论什么原因使你产生喉头水肿，最要紧的是让你的声带休息一段时间，甚至连低声细语都应避免。

（2）使用冷空气加湿机：覆于声带表面的黏膜需保持潮湿。黏膜若干燥，将增加黏性，成了过敏源（或刺激物）的极佳吸附剂。使用空气加湿机，有助于解决问题。

（3）多喝水：马上喝 3~5 杯温水，冷水只会使问题更严重。也可喝果汁及柠檬茶。

（4）用鼻子呼吸：用鼻子呼吸是保持喉咙湿润的天然方式。

第三章　创伤急救技术

第一节　止血技术

一、常识

血管分为动脉、静脉和毛细血管 3 类。导血出心的血管为动脉，运血回心的血管为静脉，毛细血管是血液与组织进行物质交换的场所。

出血分为动脉出血、静脉出血和毛细血管出血 3 种，不同的出血采用不同的止血方法。另外，出血还可分为内出血和外出血。血液从血管或心脏内流出至组织间隙或体腔内者，称为内出血；血液流向体表外者称为外出血。现场急救主要讨论外出血。

急性大出血是人体受伤后早期致死的主要原因。中等口径血管损伤出血，可导致或加重休克。当大动脉出血时，如颈动脉、锁骨下动脉、腹主动脉、股动脉等出血，可于 2~5 分钟死亡。因此，当人体受到外伤时，首要的应确保呼吸道通畅和当即采取有效的止血措施，防止因急性大出血而导致休克，甚至死亡。

二、原因

（一）出血原因

（1）局部因素：鼻腔和鼻窦的炎症、鼻中隔偏曲、外伤、肿瘤以及不良的挖鼻习惯等。其中鼻咽部肿瘤早期多表现为涕中带血或者少量出血，容易被忽视。

（2）全身因素：各种发热性传染病、内分泌失调、高血压、心脏病、营养障碍、血液病、肝肾慢性疾病以及化学药物中毒等。

（二）出血特点

（1）动脉：血色鲜红，血液由伤口向体外喷射，危险性大。

（2）静脉：血色暗红，血液不停地涌出，可压迫止血。

（3）毛细：血色鲜红，血液从整个创面渗出，危险性小。

（三）出血种类（录音 3-1）

（1）外出血：由皮肤损伤向体外流出血液，能够看见出血情况。

（2）内出血：深部组织和内脏损伤，血液由破裂的血管流入组织或脏器、体腔内，从体表看不见血。

录音 3-1　出血种类

三、程度

失血量和失血速度是威胁健康和生命的关键因素。成人的血液约占其体重的 8%。一般情况下，一个成年人失血量在 500 mL 时，可无明显症状，人体不会有异常表现。失血占全身血容量的 20% 以上时（＞800 mL），出现明显症状，头晕、眼花、心慌、冷汗、脉搏增快、肢体冷、少尿；失血达全身血容量的 40% 以上时（＞1 500 mL），呼吸急促、脉搏微弱、视物模糊、昏迷，有生命危险。几分钟内急性失血 1 000 mL，即可出现生命危险。但十几小时慢性失血 2 000 mL，却不一定引起死亡。

四、急救（主要针对外出血）

（一）急救步骤

（1）现场安全评估并佩戴个人防护装备。

（2）针对伤员进行评估检查。

（3）直接按压伤口止血，抬高受伤部位或采取动脉点压法。

（4）包扎、固定创伤。

（5）如果继续出血，添加新的纱布继续压迫伤口。

（6）如发生休克，按照休克患者急救程序处理。

（7）协助专业急救人员转移伤员。

（二）急救方法

止血的原理是在出血部位施加压力，降低血流速度而帮助形成凝血。对于少量出血的轻伤，可用纱布直接按压在出血部位。对于较大的伤口，可多用几块纱布按压在出血部位，如果血浸透纱布，应在上面覆盖新的纱布，不要移动或更换新纱布。

1. 指压止血法

（1）适用范围。

适用于头部、颈部、四肢动脉出血的一种临时止血法。

（2）操作方法。（视频3-1）

根据动脉的走向，在出血伤口的近心端，找到搏动的血管，用手指将血管压到附近的骨骼上，以达到临时止血的目的。

（3）常见部位止血法。

头顶、额部和颞部出血：一手固定伤员头部，用另一手拇指或食指在伤侧垂直压迫耳屏上方凹陷处颞浅动脉，其余四指同时托住下颌。（视频3-2）

颌部及颜面部的出血：一手固定伤员头部，用另一手拇指、食指或中指在下颌角前上方约1.5 cm处，向下颌骨方向垂直压迫双侧面动脉。（视频3-3）

一侧耳后出血：用拇指压迫伤侧耳后动脉。

头后部出血：用两只手的拇指压迫耳后与枕骨粗隆之间的枕动脉。（视频3-4）

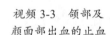

视频3-1 指压止血法　　视频3-2 头顶、额部和颞部出血的止血　　视频3-3 颌部及颜面部出血的止血　　视频3-4 头后部出血的止血

头、颈、面部大出血：用拇指在甲状软骨，环状软骨外侧与胸锁乳突肌前缘之间的沟内搏动处，向颈椎方向压迫，其余四指固定在伤员的颈后部。此法用于头、颈、面部大出血，且压迫其他部位无效时；非紧急情况，勿用此法。此外，不得同时压迫两侧颈动脉，否则有可能引起脉搏减慢，血压下降，甚至心搏骤停。（视频3-5）

腋窝和肩部出血：在伤侧锁骨上窝中部，用拇指向下压迫锁骨下动脉至

第一肋骨止血。（视频 3-6）

前臂出血：在伤侧肱二头肌腱内侧沟中部，用拇指向外压肱动脉至肱骨止血。（视频 3-7）

手掌出血：双手拇指分别在腕横纹上方两侧动脉搏动处垂直压迫尺、桡动脉。（视频 3-8）

视频 3-5　头、颈、面部大出血的止血　　视频 3-6　腋窝和肩部出血的止血　　视频 3-7　前臂出血的止血　　视频 3-8　手掌出血的止血

大腿出血：在伤侧腹股沟中点稍下方，用双手拇指重叠向后压迫股动脉止血。（视频 3-9）

小腿出血：在伤侧腘窝中部压迫腘动脉止血。（视频 3-10）

足部出血：用两手拇指分别压迫足背中间近脚腕处（足背动脉），以及足跟内侧与内踝之间处（胫后动脉）止血。（视频 3-11）

视频 3-9　大腿出血的止血　　视频 3-10　小腿出血的止血　　视频 3-11　足部出血的止血

手指、脚趾出血：用一手拇指与食指分别压迫指趾根部两侧止血。（图 3-1）

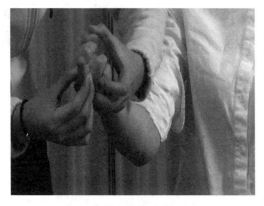

图 3-1　手指出血的止血

2. 加压包扎止血法

（1）适用范围。

本法多用于浅表静脉出血和毛细血管出血。但伤口内有碎骨片时，禁用此法，以免加重损伤。

（2）操作方法。（视频 3-12）

局部用 0.9%氯化钠溶液冲洗、消毒后，再用消毒纱布覆盖伤口，外用布垫覆盖，然后用绷带或三角巾紧紧包扎，松紧度以能达到止血目的又不阻断肢体血液循环为宜。现场也可用

视频 3-12 加压包扎止血法

布、棉花、毛巾、衣服等折叠成相应大小的垫，置于无菌敷料上面，然后再用绷带或三角巾等紧紧包扎，以停止出血为度。

3. 加垫屈肢止血（视频 3-13）

（1）前臂或小腿出血，可在肘窝或腘窝放纱布垫、棉花团、毛巾或衣服等物，屈曲关节，用三角巾或绷带将屈曲的肝体紧紧缠绑起来。

视频 3-13 加垫屈肢止血

（2）上臂出血，在腋窝加垫，使前臂屈曲于胸前，用三角巾或绷带把上臂紧紧固定在胸前。

（3）大腿出血，在大腿根部加垫，屈曲髋关节和膝关节，用三角巾或长带子将腿紧紧固定在躯干上。

注意事项：有骨折和怀疑骨折或关节损伤的肢体不能用加垫屈肢止血，以免引起骨折端错位和剧痛。

4. 填塞止血法（视频 3-14）

（1）适用范围。

本法用于中等动脉，大、中静脉损伤出血，或伤口较深、出血严重时，还可直接用于不能采用指压止血法或止血带止血法的出血部位。

视频 3-14 填塞止血法

（2）操作方法。

用无菌的棉垫、纱布等，紧紧填塞在伤口内，再用绷带或三角巾等进行加压包扎，松紧以达到止血目的为宜。

5. 止血带止血法

（1）适用范围。

四肢较大动脉出血时救命的重要手段，用于其他止血方法不能奏效时。如使用不当可出现肢体缺血、坏死，以及急性肾衰竭等严重并发症。

（2）操作方法。

① 充气止血带：如血压计袖带，其压迫面积大，对受压迫的组织损伤较小，并容易控制压力，放松也方便。将袖带绑在伤口的近心端，充气后起到止血的作用。

② 橡皮管止血带：可选用橡皮管，如听诊器胶管，它的弹性好，易使血管闭塞，但管径过细易造成局部组织损伤。在伤口的近心端，用棉垫、纱布或衣服、毛巾等物作为衬垫后再上止血带。以左手拇指和食指、中指持止血带的头端，将长的尾端绕肢体一圈后压住头端，再缠绕肢体一圈，然后用左手食指、中指夹住尾端后将尾端从止血带下拉过，由另一缘牵出，使之成为一个活结，最后将止血带的头端插入结中，拉紧止血带的尾端，使之更加牢固。（视频 3-15）

③ 绞紧止血法：如无橡皮止血带，可根据当时情况，就地取材，如三角巾、绷带、领带、布条等均可，折叠成条带状，即可当作止血带使用。上止血带的部位加好衬垫后，用止血带缠绕，然后打一活结，再用一短棒、筷子、铅笔等的一端插入活结一侧的止血带下，并旋转绞紧至停止出血，再将短棒、筷子或铅笔的另一端插入活结套内，将活结拉紧即可。（视频 3-16）

（3）注意事项。（视频 3-17）

① 止血带不宜直接结扎在皮肤上，应先用三角巾、毛巾等做成平整的衬垫缠绕在要结扎止血带的部位，然后再上止血带。

视频 3-15　橡皮管止血带
止血法

视频 3-16　绞紧止血法

视频 3-17　止血带止血法
注意事项

② 结扎止血带的部位在伤口的近端（上方）。上肢大动脉出血应结扎在上臂的上 1/3 处，避免结扎在中 1/3 处以下的部位，以免损伤桡神经；下肢大动脉出血应结扎在大腿中部。而在实际抢救伤员的工作中，往往把止血带结扎在靠近伤口处的健康部位，有利于最大限度地保存肢体。

③ 结扎止血带要松紧适度，以停止出血或远端动脉搏动消失为度。结扎

过紧，可损伤受压局部，结扎过松，达不到止血目的。

④ 为防止远端肢体缺血坏死，原则上应尽量缩短使用止血带的时间，一般止血带的使用时间不宜超过 2 小时，每隔 1 小时松解一次，每次 2~3 分钟，以暂时恢复远端肢体血液供应。松解止血带的同时，仍应用指压止血法，以防再度出血。止血带松解 1~3 分钟后，在比原来结扎部位稍低平面重新结扎。松解时，如仍有大出血者或远端肢体已无保留可能，在转运途中可不必再松解止血带。

⑤ 结扎好止血带后，在明显部位加上标记，注明结扎止血带的时间，尽快运往医院。

⑥ 解除止血带，应在输血输液和采取其他有效的止血方法后方可进行。如组织已发生明显广泛坏死时，在截肢前不宜松解止血带。

第二节 包扎技术

一、包扎的目的

（1）保护伤口，免受再次污染。

（2）固定敷料和夹板的位置。

（3）包扎时施加压力，以起到止血作用，为伤口愈合创造良好条件。

（4）扶托受伤的肢体，使其稳定，减少痛苦。

二、包扎的具体要求（录音 3-2）

（1）迅速暴露伤口，判断伤情，采取紧急措施。

（2）妥善处理伤口，应注意消毒，防止再次污染。

录音 3-2 包扎概述

（3）所用包扎材料应保持无菌，包扎伤口要全部覆盖包全。

（4）包扎的松紧度要适当，过紧影响血液循环，过松敷料易松脱或移动。

（5）包扎打结或用别针固定的位置，应在肢体的外侧或前面，避免在伤口处或坐卧受压的地方。

（6）包扎伤口时，动作要迅速、敏捷、谨慎，不要碰撞和污染伤口，以免引起疼痛、出血或污染。

三、包扎所用的材料和方法（视频 3-18）

包扎的材料分别有制式材料（如三角巾、四头带、绷带等）和就便材料两种，以下主要介绍三角巾和绷带这两种材料的基本用法。具体如下：

视频 3-18　包扎所用的
材料和方法

（一）三角巾包扎法

三角巾制作简单，使用方便，容易掌握，包扎面积大。三角巾不仅是较好的包扎材料，还可作为固定夹板、敷料和代替止血带使用。三角巾急救包使用方法是先把三角巾急救包的封皮撕开，然后打开三角巾，将其内的消毒敷料盖在伤口上，进行包扎；还可将三角巾叠成带状、燕尾状或连成双燕尾状和蝴蝶形等。这些形状多用于肩部、胸部、腹股沟部和臀部等处的包扎。使用三角巾，两底角打结时应为外科结，比较牢固，解除时可将其一侧、边和其底角拉直，即可迅速地解开。

1. 头部包扎法

（1）头巾式包扎法：将三角巾底边的中点放在眉间上部，顶角经头顶垂向枕后，再将底边经左右耳上向后拉紧，在枕部交叉，并压住垂下的枕角再交叉绕耳上到额部拉紧打结。最后将顶角向上反掖在底边内或用安全针或胶布固定。（图 3-2）

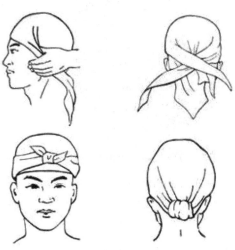

图 3-2　头部包扎法

（2）脑组织膨出的包扎法：遇有脑组织从伤口膨出，不可压迫包扎，要先用大块消毒湿纱布盖好，然后再用纱布卷成保护圈，套住膨出的脑组织，再用三角巾包扎。

（3）头顶下颌包扎法：将三角巾底边齐眉，顶角向后盖头上，两底角经两耳上缘拉向头后部，在枕部交叉压住顶角，再经两耳垂下向前拉，一底角包绕下颌到对侧耳垂前下，与另一底角十字交叉后，又分别经两耳前上提到头顶打结，再将顶角反折到头顶部，与两底角相遇打结。

（4）耳部风帽式包扎法：将三角巾顶角和底边中点各打一个结，顶角结放前额正中处，头部套入风帽内，将两底角向下拉紧，再将底边向外折出约3指宽的边，左右交叉包绕兜住下颌，再将两底角拉至枕部后打结。（视频3-19）

视频3-19　耳部风帽式包扎法

（5）面具式包扎法：用于广泛的面部损伤或烧伤。方法是将三角巾顶角打一结，结头放在下颌处或额顶部，将底边左右角提起，拉向枕后部，交叉压住底边，再经两耳上方绕至前额打结。包好后，再在鼻、眼、口处分别剪开洞口即可。（图3-3，视频3-20）

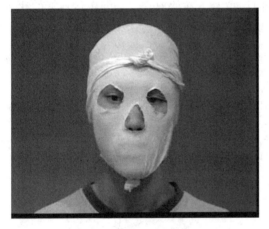

图3-3　面具式包扎法

视频3-20　面具式包扎法

2. 眼部包扎法（视频3-21）

（1）单眼包扎法：将三角巾折成四指宽的带状巾，以三分之二向下斜放在伤眼上，将下侧较长的一端经枕后绕到额前压住上侧较短的一端后，长端继续沿着额部向后绕至健侧颞部，短端反折环绕枕部至健侧颞部与长端打结。

（2）双眼包扎法：将三角巾折成四指宽的带状巾，将中央部盖在一侧伤眼上，下端从耳下绕到枕后，再经对侧耳上至眉间上方压住上端，继续绕过头部到对侧耳前，将上端反折斜向下，盖住另一伤眼，再绕耳下与另一端在对侧耳上或枕后打结，也可用带状巾作交叉法包扎。双眼包扎法还用三角巾折叠成四指宽的带状巾横向绕头两周，于一侧打结。

视频 3-21 眼部包扎法

3. 胸背部包扎法

（1）蝴蝶式包扎法：用两块三角巾的顶角相连接系成蝴蝶巾，将蝴蝶巾两角放于伤侧腋下围胸打结，再将另外两角提至伤侧肩部打结即可。（视频 3-22）

（2）燕尾式包扎法：将三角巾顶角与底边近中央点处折叠成燕尾式巾，包扎胸部时，肩角对准胸骨上窝，然后将燕尾底围胸于背后打结，将打结头向上与两燕尾角在肩上打结即可。（视频 3-23）

（3）双巾包扎法：将一三角巾顶角放于腋下脊肋角处，取一底角为腰与顶角打结，使另一底边在胸前向上，再用另一三角巾按同样方法在另一腋下脊肋部打结，使其另一底角在背后向上，然后分别拉紧两条三角巾的另一底角，绕肩与相互对底的底边打结即可。（视频 3-24）

视频 3-22 蝴蝶式包 扎法　　视频 3-23 燕尾式 包扎法　　视频 3-24 双巾 包扎法　　视频 3-25 肩部 包扎法

4. 肩部包扎法（视频 3-25）

（1）单肩包扎法：将三角巾叠成燕尾巾，把夹角朝上放在伤侧肩上，燕尾底边包绕上臂上部打结，两角（向后的一角大于向前的角并压住前角）分别经胸部和背部拉向对侧腋下打结。

（2）双肩包扎法：把三角巾叠成两燕尾角等大的燕尾巾，夹角朝上对准项部，燕尾披在双肩上，两燕尾角分别经左、右肩拉到腋下与燕尾底角打结。

5. 腹部包扎法

把三角巾横放在腹部，将顶角朝下，底边置于脐部，拉紧底角至围绕到腰后打结，顶角经会阴拉至臀部上方，用底角余头打结。此法也可包扎臀部，不同的是顶角和左右两底角在腹部打结。

6. 单侧臀部包扎法

将三角巾置于大腿外侧，中间对着大腿根部，将顶角系带围绕缠扎，然后将下边角翻上拉至健侧髂嵴部与前角打结。

7. 四肢包扎法

（1）前臂及上臂包扎法：此法用于上股大面积损伤，如烧伤等。将三角巾一底角打结后套在伤手上，结留余头稍长些备用；另一底角沿手臂后侧拉到对侧肩上，顶角包裹伤肢，前臂曲至胸前，拉紧两底角打结，并起到悬吊作用。

（2）手部包扎法：将伤手平放在三角巾中央，手指指向顶角，将顶角折回盖在手背上，折叠手两侧的三角巾使之符合手的外形，然后将两底角绕腕部打结。

（3）足部包扎法：将足放在三角巾的一端，足趾朝向底边，提起顶角和较长的一底角包绕小腿后于膝下打结，再用短的底角包绕足部，于足踝处打结。

（4）小腿及以下部位包扎法：脚朝向三角巾底边，把脚放近底角底边一侧，提起顶角与较长一侧的底角交叉包裹，在小腿打结，再将另一底角折到足背，绕脚腕与底边打结。

（5）膝部包扎法：根据伤情把三角巾折达成适当宽度的带状巾，将带的中段斜放在伤部其两端分别压住上下两边，两端于膝后交叉，一端向上，一端向下，环绕包扎，在膝后打结，呈"8"字形。

（6）大腿根部包扎法：把三角巾的顶角和底边中部（稍偏于一端）折叠起来，以折叠缘包扎大腿根部，在大腿内侧打结。两底角向上，一前一后，后角比前角要长，分别拉向对侧，在对侧髂骨上缘打结。

8. 三角巾悬臂带

（1）大悬臂带。

将前臂屈曲用三角巾悬吊于胸前，叫悬臂带，用于前臂损伤和骨折。方法是将三角巾放于健侧胸部，底边和躯干平行，上端越过肩部，顶角对着伤臂的肘部，伤臂弯成直角放在三角巾中部，下端绕过伤臂反折越过伤侧肩部，两端在颈后或侧方打结。再将顶角折回，用别针固定。

（2）小悬臂带。

将三角巾折叠成带状吊起前臂的前部（不要托肘部），适用于肩关节损伤、锁骨和肱骨骨折。

（二）绷带包扎法

绷带适用于头颈及四肢的包扎，可随部位的不同变换不同的包扎方法。使用适当的拉力，将保护伤口的敷料固定及达到加压止血的目的。因此，绷带有保护伤口、压迫止血、固定敷料和夹板的功能。

1. 环行法（视频3-26）

环行法，也叫环行带，把绷带作环形重叠的缠绕。多用在胸、腹部和粗细相等的部位。各种不同的绷带的开始和结尾都用这种缠法。要使绷带牢固，环行包扎的第一圈可以稍斜缠绕，第二、三圈用环形，并把斜出圈外的绷带的一角折回圈里，再重叠缠绕，这样就不会滑脱了。

2. 螺旋法（视频3-27）

把绷带逐渐上缠，每圈盖住前圈的1/3~1/2，成螺旋形，用在粗细差不多的部位，如上臂、手指、躯干、大腿等。

3. 螺旋反折法（视频3-28）

用于直径大小不等的部位，如前臂、小腿等处。操作方法：与螺旋形包扎法基本相同，只是每圈均将绷带反扎一次，反扎时用左手拇指按住反扎处右手，将绷带反折向下覆盖其上周的1/3~1/2，拉紧缠绕肢体，并把反折排在一条线上，呈“人”字形，但绷带反折处要避开伤口和骨突处。

4. “8”字形包扎法（视频3-29）

适用于直径不一致部位或屈曲的关节，如肩、膝、肘等部位。操作方法：在伤处上下，将绷带自下而上，再自上而下，重复做“8”字形旋转缠绕，每周覆盖上一周的1/3~1/2。

视频3-26　环行法　视频3-27　螺旋法　视频3-28　螺旋反折法　视频3-29　“8”字形包扎法

5. 回返包扎法（视频 3-30）

先将绷带以环形法缠绕数圈，由助手在后部将绷带固定，反折后绷带由后部经肢体顶端或残肢残端向前，也可由助手在前部将绷带固定，再反折向后，如此反复包扎，每一来回均覆盖前一次的 1/3 ~ 1/2，直到包住整个伤处顶端，最后将绷带再环绕数圈把反折处压住固定。此法多用于包扎没有顶端的部位，如指端、头部或截肢残端。

视频 3-30　回返包扎法

（三）特殊伤的包扎方法（视频 3-31）

1. 眼球伤害的包扎方法

现场要让患者仰卧，滴入抗生素眼药水防止感染，千万不能挤压眼球，不能擦眼、打喷嚏、咳嗽，包扎时要将双眼同时遮盖，如果眼睛内组织脱出，千万不要送回，要用足够的敷料遮盖伤处，用杯子扣住眼球再用三角巾轻轻固定护送至医院救治。如果眼部被烧伤可用大量的清水由内向外冲洗至少 20 分钟，然后用敷料遮盖眼睛护送医院。

视频 3-31　特殊伤的包扎方法

2. 腹部内脏脱出的包扎方法

当腹部受到撞击、刺伤时，腹腔内的器官如结肠、小肠脱出体外，这时不要将其压塞回腹腔内，而要采用特殊的方法进行包扎。先用大块的纱布覆盖在脱出的内脏上，再用纱布卷成保护圈，放在脱出的内脏周围，保护圈可用碗或皮带圈代替，再用三角巾包扎。伤员取仰卧位或半卧位，下肢屈曲，尽量不要咳嗽，严禁饮水进食。

3. 断肢急救的包扎处理

在发生断肢事故的现场，如能正确地将断肢保存和护送到医院，对断肢再植的成功会起到非常重要的作用。

（1）发生断肢后，若肢体仍在机器中，千万不能强行将肢体拉出或将机器倒转，以免加重损伤，应停止机器转动，拆开机器，取出断肢。断肢残端如有活动性出血，应首先止血。一般说完全断离的血管回缩后可自行闭塞，采用加压包扎、夹板固定就能止血。对搏动性活跃出血用止血钳止血时，不可钳夹组织过多，以免造成止血困难。若用止血带止血，则每小时应放松一次，应用手指压住近侧的动脉主干，以减少出血。对于大部离断的肢体，在运送前应用夹板固定伤肢，以免在送往医院有时引起再度损伤。肢体如有多段骨折，也应固定好伤肢，防止造成进一步的血管损伤。

（2）离体的断指（趾）在常温下可存活 6 小时左右，在低温下则可保存更长时间。所以一旦发生肢体离断损伤，应迅速将离断肢体用无菌或清洁的敷料包扎好，放入塑料袋内，冬天可直接转送；在炎热的夏天，可将塑料袋放入加盖的容器内，外围加冰块保存，不让断肢直接与冰块接触，以防冻伤。也不要用任何液体浸泡断肢。

（3）除非断肢污染严重，一般不需冲洗，以防加重感染。同时要向医院提供准确的受伤时间、经过和现场情况。

4. 异物刺入体内的包扎方法

异物包括刀子、匕首、钢筋、铁棍以及其他因意外刺入体内的物体。

异物刺入胸背部，易伤及心脏、肺、大血管；刺入腹部，易伤及肝、脾等器官；刺入头部，易伤及脑组织。异物刺入体内后，切忌拔出异物再包扎。因为这些异物可能刺中重要器官或血管。如果把异物拔出，会造成出血不止。

正确的包扎方法是先将两块棉垫或替代品安放在异物显露部分的周围，尽可能使其不摇动，然后用棉垫包扎固定，使刺入体内的异物不会脱落。还可制作环行垫，用于包扎有异物的伤口，避免压住伤口中的异物。搬运中绝对不能挤撞伤处。

第三节 固定技术
（录音 3-3）

外伤后的固定是与止血、包扎同样重要的基本的救护技术。过去认为，固定术是针对骨折的治疗方法，其实，固定术不仅可以固定骨折，防止骨折断端移位，造成其他严重损伤，还能对关节脱位、软组织的挫裂伤起到固定、止痛的效果。

一、固定材料的选择

1. 木制夹板

最常用的固定材料。有各种长短不同的规格以适合不同部位的需要。

2. 塑料夹板

事先用热水浸泡软化，塑形后托住受伤部位包扎，冷却后塑料夹板变硬起到固定作用。

3. 颈托

专门用于固定颈椎，颈椎外伤后，怀疑颈椎骨折或脱位时必须用颈托固定。紧急情况下，可就地取材，用硬纸板、衣物等做成颈托而起到临时固定的作用。

4. 充气夹板

充气夹板为一种筒状双层塑料膜，使用时将塑料膜套在需要固定的肢体外，摆好肢体的功能位，下肢伸直，上肢屈曲，再向进气阀吹气，充气后立刻变硬而达到固定的目的。

二、外伤固定的注意事项

（1）有开放性的伤口应先止血、包扎，然后固定。如有危及生命的严重情况先抢救，病情稳定后再固定。

（2）怀疑脊椎骨折、大腿或小腿骨折，应就地固定，切忌随便移动伤员。

（3）固定应力求稳定牢固，固定材料的长度应超过固定两端的上下两个关节。小腿固定，固定材料长度超过踝关节和膝关节；大腿固定，长度应超过膝关节和髋关节；前臂固定，长度超过腕关节和肘关节；上臂固定，长度应超过肘关节和肩关节。

（4）夹板和代替夹板的器材不要直接接触皮肤，应先用棉花、碎布、毛巾等软物垫在夹板与皮肤之间，尤其在肢体弯曲处等间隙较大的地方，要适当加厚垫衬。

三、具体的固定方法

1. 上臂的固定（视频 3-32）

（1）病人手臂屈肘 90°，用两块夹板固定伤处，一块放在上臂内侧，另一块放在外侧，然后用绷带固定。

录音 3-3　固定技术概述　　　　　　视频 3-32　上臂的固定

（2）如果只有一块夹板，则将夹板放在外侧加以固定。

（3）固定好后，用绷带或三角巾悬吊伤肢。

（4）如果没有夹板，可先用三角巾悬吊，再用三角巾把上臂固定在身体上。

2. 前臂的固定（视频 3-33，视频 3-34）

（1）病人手臂屈肘 90°，用两块夹板固定伤处，分别放在前臂内外侧，再用绷带缠绕固定。

（2）固定好后，用绷带或三角巾悬吊伤肢。

（3）如果没有夹板，可利用三角巾加以固定。三角巾上放杂志或书本，前臂置于书本上即可。

3. 骨盆骨折的固定（视频 3-35）

将伤员两腿的膝关节半曲，用三角巾固定膝关节，膝下垫软垫，用三角巾固定骨盆，在下腹部前面中间打结。

视频 3-33　前臂的固定（1）　　视频 3-34　前臂的固定（2）　　视频 3-35　骨盆骨折的固定

4. 股骨干骨折的固定（视频 3-36）

可用充气式夹板固定，若没有充气式夹板，可用一块长夹板放于伤侧腋窝到足跟处，再在膝关节、踝关节处放软垫保护，将两腿并拢，用七条宽带固定。先固定两端，再固定腋下、腰部，膝部和踝部，足尖保持垂直，八字固定。如果现场没有夹板，可用三角巾、腰带、布袋等将伤腿固定在未受伤的腿上，两腿间垫好棉垫，足尖垂直八字固定，检查血液循环是否畅通，此法也可用于小腿骨折。

若现场有两块长夹板可将患者伤腿伸直，夹板长度上至腋窝，下过足跟，两块夹板分别放在大腿内外侧，再用绷带或三角巾固定。如无夹板，可利用另一未受伤的下肢进行固定。

视频 3-36　股骨干骨折的固定

5. 小腿的固定（视频 3-37）

（1）将伤腿伸直，夹板长度上过膝关节，下过足跟，两块夹板分别放在小腿内外侧，再用绷带或三角巾固定。

（2）如无夹板，可利用另一未受伤的下肢进行固定。

6. 脊椎的固定

脊椎受伤后，容易导致骨折和脱位，如果不加固定就搬动，会加重损伤。搬运时，要由医务人员负责，并指挥协调现场人员 3 人以上实施。不要使脊柱受牵拉、挤压和扭曲的力量。

视频 3-37　小腿的固定

（1）颈部的固定。

用颈托固定。或用硬纸板、衣物等做成颈托而起到临时固定的作用。

（2）胸腰部的固定。

胸腰部用沙袋、衣物等物放至身体两旁，再用绷带固定在担架上，防止身体移动。怀疑脊椎损伤时，切忌扶伤员行走或躺在软担架上。

第四节　搬运技术

搬运伤员的基本原则是及时、安全、迅速地将伤员搬至安全地带，防止再次损伤。现场搬运多为徒手搬运，也可用专用搬运工具或临时制作的简单搬运工具，但不要因为寻找搬运工具而贻误搬运时机。

一、常用的搬运方法（录音 3-4）

（一）担架搬运法

这是最常用的搬运方法，适用于病情较重、搬运路途较长的伤病员。

1. 担架的种类

（1）帆布担架：构造简单，由帆布一幅、木棒两根、横铁或横木两根、负带两根、扣带两根所组成，多为现成已制好的备用担架。

录音 3-4　常用的搬运方法

（2）绳索担架：临时制成，用木棒或竹竿两根、横木两根，捆成长方形的担架状，然后用坚实的绳索环绕而成。

（3）被服担架：取衣服两件或长衫大衣，将衣袖翻向内侧成两管，插入木棒两根，再将纽扣仔细扣牢即成。

（4）板式担架：由木板、塑料板或铝合金板制成，四周有可供搬运的拉手空隙。此种担架硬度较大，适用于 CPR 病人及骨折伤员。

（5）铲式担架：由铝合金制成的组合担架，沿担架纵轴分为左、右两部分，两部分均为铲形，使用时可将担架从伤员身体下插入，使伤员在不移动身体的情况下，置于担架上。主要用于脊柱、骨盆骨折的伤员。

（6）四轮担架：由轻质铝合金带四个轮子的担架，可从现场平稳地推到救护车、救生艇或飞机等舱内进行转送，大大减少伤病员的痛苦和搬运不当的意外损伤。

2. 担架搬运的动作要领（视频 3-38）

（1）搬运时由 3～4 人组成一组，将病人移上担架。

视频 3-38　担架搬运的动作要领

（2）使病人头部向后，足部向前，后面的担架员随时观察伤病员的情况。

（3）担架员脚步行动要一致，平稳前进。

（4）向高处抬时，前面的担架员要放低，后面的担架员要抬高，使伤病员保持水平状态；向低处抬时，则相反。

（二）徒手搬运法

若现场没有担架，转运路程较近，伤员病情较轻，可以采用徒手搬运法。

1. 单人搬运

（1）侧身匍匐搬运法：根据伤员的受伤部位，采用左或右侧匍匐法。搬运时，使伤员的伤部向上，将伤员腰部置于搬运者的大腿上，并使伤员的躯干紧靠在搬运者胸前，使伤员的头部和上肢不与地面接触。

（2）牵托法：将伤员放在油布或雨衣上，把两个对角或双袖扎在一起固定伤员身体，用绳子牵拉着匍匐前进。

（3）扶持法：适用于伤情较轻、能够站立行走的伤员。搬运者站在伤员一侧，使伤员靠近并用手臂揽住搬运者头颈，搬运者用外侧的手牵伤员的手腕，另一手扶持伤员的腰背部，扶其行走。（视频 3-39）

（4）抱持法：搬运者站于伤员一侧，一手托其背部，一手托其大腿，将伤员抱起。有知觉的伤员可用手抱住搬运者的颈部。（视频 3-40）

（5）背负法：搬运者站在伤员前面，微弯背部，将伤员背起。此法不适用于胸部伤的伤员。若伤员卧于地上，搬运者可躺在伤员一侧，一手抓紧伤员双臂，另一手抱其腿，用力翻身，使其负于搬运者的背上，然后慢慢站起。

（6）爬行法：在狭窄空间或周围充满浓烟的环境下可用爬行法。（视频3-41）。

视频 3-39　扶持法　　　　　视频 3-40　抱持法　　　　　视频 3-41　爬行法

（7）拖行法：适用于下肢受伤、体型较大、身体沉重的伤病员的搬运。（视频 3-42）

（8）拖衣法。（视频 3-43）

（9）拖腿法。（视频 3-44）

视频 3-42　拖行法　　　　　视频 3-43　拖衣法　　　　　视频 3-44　拖腿法

2．双人搬运

（1）椅托式搬运法：一人以左膝、另一人以右膝跪地，各用一手伸入伤员的大腿下面并互相紧握，另一手彼此交替支持伤员的背部。（视频 3-45）

（2）拉车式搬运法：一名搬运者站在伤员的头部，以两手插到其腋前，将伤员抱在怀里，另一人抬起伤员的腿部，跨在伤员两腿之间，两人同方向步调一致抬起前行。（视频 3-46）

（3）轿式：两救护者四只手交叉紧握，伤员坐于其上。（视频3-47）

（4）平抬或平抱搬运法：两人并排将伤员平抱，或者一前一后、一左一右将伤员平抬起。注意此方法不适用于脊柱损伤者。

3. 三人或多人搬运（视频3-48）

三人可并排将伤员抱起，齐步一致向前。六人可面对面站立，将伤员平抱进行搬运。

视频3-45 椅托式搬运法　　视频3-46 拉车式搬运法　　视频3-47 轿式　　视频3-48 多人搬运

二、特殊伤员的搬运方法

1. 腹部内脏脱出的伤员

将伤员双腿屈曲，腹肌放松，防止内脏继续脱出。已脱出的内脏严禁回纳腹腔，以免加重污染，应先用大小合适的碗扣住内脏或取伤员的腰带做成略大于脱出物的环，围住脱出的内脏，然后用三角巾包扎固定。包扎后取仰卧位，屈曲下肢，并注意腹部保温，防止肠管过度胀气。

2. 昏迷伤员

使伤员侧卧或俯卧于担架上，头偏向一侧，以利于呼吸道分泌物的引流。

3. 骨盆损伤的伤员

先将骨盆用三角巾或大块包扎材料做环形包扎后，让伤员仰卧于门板或硬质担架上，膝微屈，膝下加垫。

4. 脊柱、脊髓损伤的伤员

搬运此类伤员时，应严防颈部与躯干前屈或扭转，应使脊柱保持伸直。对于颈椎伤的伤员，要有3~4人一起搬运，1人专管头部的牵引固定，保持头部与躯干成一直线，其余3人蹲在伤员的同一侧，2人托躯干，1人托下肢，一齐起立，将伤员放在硬质担架上，伤员的头部两侧用沙袋固定住。对于胸、腰椎伤的伤员，3人同在伤员的右侧，1人托住背部，1人托住腰臀部，1人

抱持住伤员的两下肢，同时起立将伤员放到硬质担架上，并在腰部垫一软枕，以保持脊椎的生理弯曲。（视频 3-49）

5. 身体带有刺入物的伤员

应先包扎好伤口，妥善固定好刺入物，才可搬运。搬运途中避免震动、挤压、碰撞，以防止刺入物脱出或继续深入。刺入物外露部分较长时，应有专人负责保护刺入物。

视频 3-49　现场急救脊柱、脊髓损伤的伤员

6. 颅脑损伤的伤员

使伤员取半卧位或侧卧位，保持呼吸道的通畅，保护好暴露的脑组织，并用衣物将伤员的头部垫好，防止震动。

7. 开放性气胸的伤员

搬运创口封闭后的气胸伤员时，应使伤员取半坐位，以坐椅式双人搬运法或单人抱扶搬运法为宜。

三、搬运时的注意事项

（1）搬运前做好止血、包扎、固定措施；搬运过程中，动作要轻巧、敏捷、步调一致，避免震动，以减少伤病员的痛苦。

（2）在人员、器材未准备好时，切忌随便搬运。

（3）运送时，伤者头部朝后，搬运过程中，应便观察伤病员的伤势与病情变化，运送途中注意保暖。

（4）根据不同的伤情和环境采取不同的搬运方法，避免再次损伤和由于搬运不当造成的意外伤害。

（5）脊髓损伤的伤员，应用硬板担架搬运，切忌一人抱胸、一人抬腿的搬运方法。

第四章　急性中毒的处理

第一节　概　述

一、定义

中毒：某些物质进入人体后，在效应部位积累到一定量通过生物化学或生物物理作用导致组织器官功能或结构损害而出现一系列症状和体征的过程，称为中毒。

急性中毒：引起中毒的物质称毒物，毒物短时间内通过吞食、吸入、皮肤吸收或注射途径进入人体内，引起急性中毒症状的称为急性中毒。

慢性中毒：主要由于长时间反复接触小量毒物引起，多见于职业病。

一般而言，患者所接触的毒物毒性越强、剂量越大、接触时间越长，患者越容易发生中毒，中毒的程度越严重。现场急救主要介绍急性中毒。

二、毒物的种类

（1）工业性毒物。

① 强酸碱：浓硫酸、硝酸、盐酸；氢氧化钠、浓氨水等。

② 有机溶剂：甲醇、乙醇、汽油、煤油、四氯化碳等。

③ 刺激性气体：氨、氯、二氧化氮等。

④ 金属盐：铅、汞、砷（砒霜）、镉、钡、铊等。

⑤ 窒息性：亚硝酸盐、苯胺、硝基苯、一氧化碳、硫化氢、氰化物等、杀鼠剂等。

（2）药物：麻醉镇静剂、阿托品类等。

（3）农药：有机磷、有机氯、有机氟、磷化氯等。

（4）有毒动植物。

① 动物：河豚、蛇、鱼胆、蜂蝎等。

② 植物：毒蕈、曼陀罗、钩吻、木薯、四季豆等。

（5）细菌性食物中毒：食物被致病性肠道细菌或细菌毒素污染。

三、中毒的病因

1. 职业性中毒

（1）生产过程发生意外。

（2）保管、使用过程发生意外。

（3）运输过程发生意外。

2. 生活性中毒

（1）误食有毒食物。

（2）药物过量。

（3）有意服毒。

四、毒物的体内过程

1. 毒物进入人体的途径

（1）呼吸道：最方便、最迅速，也是毒物作用发挥最快的一种途径。

（2）消化道。

（3）皮肤黏膜。

2. 毒物的代谢

毒物被吸收后进入血液，分布于全身，主要是在肝脏进行代谢。毒物代谢受年龄、性别、剂量、肝功能、进入途径等的影响。

3. 毒物的排泄

经肾脏随尿排出是毒物从体内排出的主要途径。毒物也可通过肠道、汗腺、唾液、乳汁等途径排泄。

五、中毒的机制

（1）局部刺激、腐蚀作用：常见于强酸、强碱中毒。强酸、强碱使局部组织脱水、变性、坏死。

（2）缺氧：常见于一氧化碳、硫化氢、氯气、氰化物等中毒。一氧化碳、硫化氢、氯气、氰化物等窒息性毒物通过不同的途径阻碍氧的吸收、转运和利用。

（3）中枢的麻醉与抑制作用：常见于镇静催眠药和吸入性麻醉剂等中毒。有机溶剂（苯类）和吸入性麻醉药（乙醚）有强嗜脂性，以及镇静剂作用于脑组织造成脑功能抑制。

（4）抑制酶的活力：常见于有机磷杀虫剂、氰化物等中毒。氰化物抑制细胞色素氧化酶，有机磷农药抑制胆碱酯酶，重金属抑制含巯基酶。

（5）干扰细胞膜和细胞器的生理功能：四氯化碳经氧化去氯产生自由基，使肝细胞膜中脂肪酸过氧化而导致线粒体、内质网变性、肝细胞坏死。常见于四氯化碳、三氯甲烷等中毒。

（6）受体竞争：常见于阿托品等中毒，如阿托品阻断胆碱能受体。

六、中毒的评估和判断

（一）询问病史：重点询问职业史和中毒史

（1）有无毒物接触史，出现症状的环境状况。

（2）与进食的关系，有无不洁食物进食史。

（3）有无类似表现的群体发病现象。

（4）患者身边有无可疑的药物或毒物包装。（将剩余食物、呕吐物、包装物保留送检）

（5）患者发病前的情绪状况及家庭社会环境。

（二）典型症状和体征

1. 皮肤黏膜的表现

（1）烧灼伤：强酸碱直接接触。

（2）发绀：亚硝酸盐、麻醉剂等。

（3）黄染：毒蕈、鱼胆、四氯化碳等。

（4）潮红：一氧化碳、酒精、阿托品类。

（5）干燥无汗：阿托品类。

（6）多汗潮湿：有机磷。

2．眼睛

（1）瞳孔缩小：有机磷、吗啡类、巴比妥、毒蕈等。

（2）瞳孔扩大：阿托品类、乙醇、麻黄碱等。

（3）视力障碍：甲醇、苯丙胺等。

3．呼吸系统

（1）呼吸气味。

① 苦杏仁味：氰化物。

② 大蒜样味：有机磷杀虫剂。

③ 酒味：乙醇、甲醇。

（2）异常呼吸。

① 呼吸困难：亚硝酸盐、一氧化碳等。

② 呼吸减慢：镇静、麻醉剂。

③ 急性肺水肿；刺激性气体、有机磷杀虫剂。

4．消化系统

（1）流涎：有机磷杀虫剂。

（2）腹痛、呕吐、腹泻：有机磷、毒蕈、食物中毒等。

（3）肝损害：毒蕈、四氯化碳等。

（三）中毒严重的征象

（1）精神、意识状态发生改变。

（2）高热/低体温；脉搏细弱，过快/过慢/不规则；呼吸过快/过慢/不规则，有明显的缺氧、肺水肿表现；血压下降。

（3）瞳孔大小发生改变。

（4）发生肢体抽搐、麻痹、无力、瘫痪。

（5）尿量少。

（6）持续地呕吐、腹痛、腹泻；呕吐物、粪便颜色改变。

（7）皮肤、黏膜出血。

（四）毒物检测

毒物分析是唯一客观的最后确定急性中毒诊断的方法。

七、现场急救（视频 4-1）

视频 4-1　现场急救中毒病人

（一）立即终止接触毒物

1. 吸入性中毒

尽快脱离中毒现场，帮助他人脱离中毒现场时，首先应注意自身安全。

2. 皮肤黏膜接触性中毒

（1）除去被污染的衣物。

（2）用清水充分清洗被污染的皮肤黏膜，或选用有助于降低毒性的溶液冲洗。

常用的皮肤清洁剂及其适用对象：

酸性（有机磷、挥发性油剂、甲醛、强酸）：选择 5% 碳酸氢钠、肥皂水。

碱性（氨水、氢氧化钠）：选择 3%～5% 硼酸、醋酸、食醋。

苯类：选择 10% 酒精。

无机磷（磷化锌、黄磷）：选择 1% 碳酸钠。

（二）清除尚未吸收的毒物

1. 催吐：神清合作者应用

（1）机械催吐：用温开水（30 ℃～35 ℃）或清水 300～500 mL 一次饮下，引吐。反复进行，至胃内容物完全吐出为止。

（2）药物催吐：吐根糖浆、阿扑吗啡。

禁忌证：不合作，意识障碍、惊厥、服腐蚀性毒物、食管胃底静脉曲张等。

2. 洗胃：尽早彻底，少量多次

绝对适应证：服毒≤6 小时。

相对适应证：服毒大于 6 小时小于 24 小时，但毒物量大、胃排空慢、毒物颗粒小、酚类或肠衣药片。

禁忌证：腐蚀性毒物、抽搐、呕血、有食管静脉曲张史。

第二节　农药中毒

一、常识

农药是指在农业生产中，为保障、促进植物和农作物的生长，所施用的杀虫、杀菌、杀灭有害动物（或杂草）的一类药物的统称。

农药中毒是指在接触农药过程中，农药进入机体的量超过了正常人的最大耐受量，使人的正常生理功能受到影响，引起机体生理失调和病理改变，表现出一系列的中毒临床症状。

农药厂农药出料、包装工，检修工和农忙季节农药配制、施药人员容易发生农药中毒。

农药中毒在农药的应用中，以有机磷农药的用途最广，用量最大。农药中毒也以有机磷农药中毒（Acute Organophosphorus Poison，AOP）最为多见，严重威胁患者的生命。本节重点介绍急性有机磷农药中毒。

二、原因

（1）自杀。

（2）误服。

（3）他杀。

（4）不注意个人防护（如高温状态下，下田间喷洒农药）。

三、程度

轻度：头晕头痛、全身乏力、多汗流涎、恶心腹痛等症状。血胆碱酯酶活性为正常值的 50%~70%。

中度：瞳孔缩小、视力模糊、大汗流涎、肌肉颤、腹痛腹泻、恶心呕吐、胸闷气短、全身无力、头晕头痛加重。血胆碱酯酶活性为正常值的 30%~50%。

重度：中毒者意识不清、昏迷、面色苍白、针尖样瞳孔、大汗淋漓、肌颤、大小便失禁、呼吸困难、心率慢、血压下降。血胆碱酯酶活性为正常值的 30% 以下。

四、急救

（一）急救步骤

（1）紧急评估。

（2）迅速切断毒源。

（3）拨打急救电话"120"，送往医院进一步救治。

（4）心理疏导。

（二）急救方法（录音 4-1、录音 4-2、录音 4-3）

1. 紧急评估，弄清农药名称或类别

根据患者表现及农药接触史（口服、吸入、皮肤黏膜接触），最好能确认中毒农药名称。

录音 4-1　农药中毒急救　　录音 4-2　吸入中毒急救　　录音 4-3　清除消化道内毒物

2. 迅速切断毒源

迅速切断毒源，成为抢救成功的关键，绝不能不做任何处理就直接拉患者去医院，否则会增加毒物的吸收而加重病情。

（1）对确诊或怀疑有机磷中毒的患者，要立即离开中毒现场，脱离接触。

（2）对皮肤接触中毒的患者，应马上把污染的衣帽鞋等脱掉，先用大量微凉的水冲洗头发及全身，然后用大量微温的水冲洗头发及全身，再用温水肥皂擦洗冲净。但若为敌百虫中毒，则不能用肥皂洗，因其在碱性溶液中可分解为毒性更强的敌敌畏。除洗澡外，还要用壶装入凉开水，为患者冲洗眼睛，要将其上下眼睑分开并外翻，充分洗净残留的药。皮肤是接触毒物较多的部位，可以出现瘙痒、肿胀、发炎、疼痛及起水疱，应轻轻冲洗，保护皮肤勿使破溃，以免引起感染。

（3）对于口服中毒者必须消除消化道内毒物，神志清醒着予以催吐，尤其对餐后服毒者适用，中毒者先自吐再饮水 300～500 mL，再用自己手指或压舌板或筷子刺激咽后壁或舌根诱发呕吐，如此反复进行，直至胃内容物完全吐出为止。（视频 4-2）

视频 4-2　清除消化道内毒物

（4）对吸入中毒者要立即置于通风或空气流通处，也可将患者置于上风口，避免继续吸入有毒物质。有条件者应吸氧治疗，以缓解呼吸道症状。

3. 拨打急救电话"120"，送往医院进一步救治

4. 加强心理疏导

有机磷中毒的一个重要原因是患者服毒自杀，应针对服毒原因给予安慰，关心体贴患者，不歧视患者，为患者保密，让家属多陪伴患者，使患者得到多方面的心理疏导，防止再次服毒。

五、预防

（一）预防农药污染与中毒

我国农药中毒高发的原因主要是：生产工艺落后、保管不严、配制不当、任意滥用、操作不善、防护不良，因此，预防的重点是：

（1）改革农药生产工艺，特别是出料，包装实行自动化或半自动化。

（2）严格实施农药安全使用规程：

① 配药、拌种要有专用工具和容器，配制浓度确当，防止污染环境。

② 喷药时遵守安全操作规程，喷药工具有专人保管和维修，防止堵塞、渗漏。

③ 合理使用农药，剧毒农药不得用于成熟期的食用作物及果树治虫，食用作物或果树使用农药应严格规定使用期限，严禁滥用农药。

（3）农药实行专业管理和严格保管，防止滥用。

（4）加强个人防护与提高人群自我保健意识。

① 配制药液或使用农药拌种时，最好戴上防护手套，并注意检查防护手套是否有破损。如果手不小心沾染了一些农药，要立即用肥皂水反复清洗。

② 喷洒农药前，要检查器械工具是否有泄漏情况。

③ 如果喷洒过程中，药液漏在衣服或皮肤上，要立即更换衣物，并用肥皂水清洗皮肤。

④ 夏天，喷洒农药最好在早晨和傍晚进行，喷洒时要穿戴手套、长袖上衣和长裤，并穿胶鞋和戴口罩，喷洒完毕后立即更换衣物，并将更换下的衣物用肥皂清洗，同时洗手、洗脸，有条件的最好洗澡。

⑤ 顺着风退着或侧着身子喷药也能减少中毒概率，不要逆风向作业，不要多人交叉站位近距离喷药。

⑥ 施药过程中，最好不要吃东西、饮水或吸烟。

⑦ 喷洒作业时，不要连续工作时间过长，也不要施药后不久就进行田间

劳动。

⑧ 老人、儿童、孕妇和哺乳期妇女容易发生农药中毒，最好不要进行施药作业。

⑨ 家中的农药要妥善保存，放在儿童接触不到的地方。

⑩ 室内喷洒农药后，在人进入前要先开窗通风一段时间。

⑪ 不要在放置食物和餐具的地方喷洒农药，也不要喷洒在儿童玩具、床铺上。

⑫ 喷洒完农药的器具要及时清洗，安全保存，避免让儿童拿到，更不要让儿童当作玩具玩耍。

⑬ 贮存农药的地方要远离食物贮存地或水源，以避免污染食物和水。

⑭ 室内熏蒸农药时，要紧闭门窗，并有人看守，避免其他人贸然进入发生中毒。

（二）接触人群中毒筛检

（1）对农药中毒高危人群，如农药厂农药出料工、包装工、检修工；农忙季节农药配制、施药人员，以血液胆碱酯酶作为筛检指标，定期进行农药中毒筛检。

（2）对敌敌畏、敌百虫、马拉硫磷等急性中毒患者，在急性中毒症状消失后，以神经-肌电图进行筛检，早期发现迟发性周围神经病。

六、误区

误区一：中毒后用热水冲洗全身。

切勿使用热水，防止皮肤血管扩张，加速毒物吸收。

误区二：症状好转即可出院。

解毒剂治疗原则是早期、联合、足量、重复给药、在用药中观察、在观察中用药，不可突然停药，以免发生反跳现象从而加重病情。

误区三：中毒后不宜过早进食。

有机磷农药中毒经过有效的抗毒治疗，患者清醒、症状缓解后，观察数小时，患者有食欲即可进食。此时进食，不但起到营养和补钾作用，更重要的是食物在胃肠道的充分的蠕动消化过程中可将胃肠道中未被吸收的农药混在食物中，以后可随食物残渣排出体外。进食原则是先进流质食物，继而半流，完全康复后才可进普食；先进清淡的碳水化合物为主的食物，再进高蛋白及适量脂肪的食物。

第三节 煤气中毒

一、常识

煤气中毒是指含碳物质燃烧不完全时的产物经呼吸道吸入引起中毒。家庭煤气中毒主要指一氧化碳中毒或液化石油气、管道煤气、天然气中毒，一氧化碳中毒多见于冬天用煤炉取暖，门窗紧闭，排烟不良时；液化石油气、管道煤气、天然气中毒常见于液化灶具泄漏或煤气管道泄漏等。

二、原因

（1）家用煤炉燃烧不完全。

（2）煤气泄漏。

（3）采用石油液化气热水器加温洗澡且通风不良时。

（4）在生产和生活中，如炼钢、炼焦、内燃机排出的废气，由于防护不周或通风不良时。

（5）工业用一氧化碳中毒。

（6）企图利用煤气自杀。

三、程度（录音 4-4）

录音 4-4　煤气中毒的程度和急救

煤气中毒普遍表现为烦躁、头晕、呕吐、昏迷。煤气中毒可依据吸入时间长短和表现症状来判断中毒程度：

1. 轻度

患者可出现头痛、头晕、失眠、视物模糊、耳鸣、恶心、呕吐、全身乏力、心动过速、短暂昏厥，血液中碳氧血红蛋白含量达 10%～20%。

2. 中度

除上述症状加重外，口唇指甲皮肤黏膜出现樱桃红色、多汗、血压先升高后降低、心率加速、心律失常、烦躁、一时性感觉和运动分离（即尚有思维但不能行动），可出现嗜睡昏迷。血液中碳氧血红蛋白含量达 30%～40%。经及时抢救可较快清醒一般无并发症和后遗症。

3. 重度

患者呈现深度昏迷，各种反射消失，大小便失禁，四肢厥冷，血压下降，呼吸急促，会很快死亡。血液中碳氧血红蛋白浓度常在 50%以上，一般昏迷时间越长，预后越严重，常留有痴呆、记忆力和理解力减退、肢体瘫痪等后遗症。

四、急救

（一）急救步骤

（1）开窗闭气源。

（2）迅速转移。

（3）开放气道。

（4）拨打急救电话。

（5）心肺复苏。

（二）急救方法（视频 4-3）

1. 立即打开门窗

（1）若发现煤气中毒事故，抢救者应第一时间匍匐进入室内，迅速打开所有通风的门窗，若能发现煤气来源可迅速关闭气源开关，但决不可为此耽误时间到处寻找。

（2）进入室内时严禁带明火，尤其是遇到开放煤气自杀的情况，室内煤气过高时，按门铃或打开电灯产生的火花均可引起爆炸。

视频 4-3 煤气中毒的急救方法

2. 迅速转移至安全通风处

迅速将中毒患者脱离中毒环境，转移到安全、通风处，使患者平躺，头偏向一侧，以防呕吐物吸入肺内导致窒息，盖上衣物保暖。

3. 开放气道防窒息

揭开中毒患者的衣领及裤带，以利其呼吸顺畅。清除昏迷者口腔、鼻腔内的分泌物及呕吐物。

4. 立即拨打急救电话"120"

将中毒患者转移到通风处后，就立即拨打急救电话"120"以便最快得到救助，纠正缺氧，随时准备送往有高压氧舱的医院抢救。

5. 心肺复苏

对于昏迷不醒但是有呼吸者，可以用手指掐其人中穴促其清醒，若是意识丧失、呼吸心跳停止者，应立即就地进行心肺复苏（人工呼吸、心外按压），直至患者苏醒或救护车到达。

五、预防

（1）外出时关闭煤气，包括灶台和浴室等地的。

（2）不使用强排式煤气灶；居室内火炉要安装排气烟囱，室内要通风良好。

（3）定期检查家中是否有煤气泄漏的情况，如果发现存在泄漏，立即关闭煤气总闸并打开窗户。

（4）一旦察觉室内有煤气泄漏的味道，马上断掉电源并熄灭火源。

六、误区

误区一：煤气中毒患者冻一下会醒。

寒冷刺激不仅会加重缺氧，更能导致末梢循环障碍，诱发休克和死亡。因此，发现煤气中毒后一定要注意保暖，并迅速向"120"求救。

误区二：认为有臭渣子味就是有煤气，没有臭渣子味就是没有煤气。

一些劣质煤炭燃烧时有股臭味，会引起头疼头晕。而煤气是一氧化碳气体，是无色无味的，是碳不完全燃烧生成的。有些人认为屋里没有臭渣子味儿就不会煤气中毒，这是完全错误的。

误区三：以为在炉边放盆清水可预防煤气中毒。

科学证实，一氧化碳不溶于水，要想预防中毒，关键是门窗不要关得太严或安装风斗，烟囱要保持透气良好。

误区四：煤气中毒患者醒了就没事。

煤气中毒患者必须经医院的系统治疗后方可出院，有并发症或后遗症者在出院后应口服药物或进行其他对症治疗，重度中毒患者需一到两年才能完全治愈。

有一位煤气中毒患者深度昏迷，大小便失禁。经医院积极抢救，两天后患者神志恢复，要求出院，医生再三挽留都无济于事。后来，这位患者不仅遗留了头疼、头晕的毛病，记忆力严重减退，还出现哭闹无常、注意力不集中等神经精神症状，家属对让患者早出院的事追悔莫及。

第四节　安眠药中毒
（录音 4-5）

一、常识

随着市场经济的发展和生活水平的提高，社会竞争越来越激烈，人们的生活及情感越来越复杂多变，不少人因无法承受来自各方面的压力而选择轻生，而人们普遍认为服用安眠药自杀的方式痛苦比较轻，一般的药店又比较容易购买，所以选择服用安眠药的自杀者日渐增多。

安眠药中毒一般指镇静催眠药中毒，是一种消除躁动情绪、促进生理睡眠的中枢神经系统抑制药物。镇静催眠药通常分为三类：苯二氮卓类（地西泮、硝西泮、艾司唑仑、阿普唑仑等）、巴比妥类（巴比妥、苯巴比妥、异戊巴比妥、速可眠、硫喷妥钠等）和其他类。一次性大量服用可以产生急性中毒，一次性进量多时间长而未被发现的患者可导致死亡。

二、原因

误服、有意自杀或服药过量引起中毒。

三、程度

镇静催眠药的急性中毒症状因药物的种类、剂量、作用时间的长短、是否空腹以及个体体质差异而轻重各异。

录音 4-5　安眠药中毒
的判断与处理

1. 轻度中毒

嗜睡，出现判断力和定向力障碍、步态不稳、言语不清、眼球震颤。各种反射存在，体温、脉搏、呼吸、血压正常。

2. 中度中毒

浅昏迷，用强刺激可唤醒，不能答问，很快又进入昏迷。腱反射消失、呼吸浅而慢，血压仍正常，角膜反射、咽反射存在。

3. 重度中毒

深昏迷，早期四肢肌张力增强，腱反射亢进，病理反射阳性。后期全身肌肉弛缓，各种反射消失。瞳孔对光反应存在，瞳孔时而散大，时而缩小。呼吸浅而慢，不规则或呈潮式呼吸。脉搏细速，血压下降。

四、急救

（一）急救步骤

（1）紧急评估。

（2）现场急救，迅速切断毒源。

（3）拨打急救电话"120"，送往医院进一步救治。

（4）心理疏导。

（二）急救方法

（1）紧急评估，有口服或注射大剂量巴比妥类药物史，并有嗜睡、出现判断力和定向力障碍，步态不稳、言语不清、眼球震颤等症状，容易确诊。

（2）现场急救：

① 意识清醒者立即催吐，中毒者先自吐再饮水 300～500 mL，再用自己手指或压舌板或筷子刺激咽后壁或舌根诱发呕吐，如此反复进行，直至胃内容物完全吐出为止。急性中毒的患者可以在家中服用一些药用炭，以阻止药物的吸收。

② 昏迷者可手掐人中、涌泉穴，及时清除口、鼻内的分泌物，保持呼吸通畅。

③ 中毒患者宜平卧，尽量少搬动头部。

（3）拨打急救电话"120"，送往医院进一步救治。

（4）做好心理疏导，若是自杀患者，对于清醒者要有的放矢地做好心理疏导，尽可能地解除患者的思想问题，从根本上消除患者的自杀念头。同时密切观察患者，避免患者独处，防止患者有自杀的机会。

五、预防

预防镇静催眠药中毒的思路是"防患于未然"。

（1）对镇静催眠药要严格处方管理制度，要求患者在医生的指导和控制下正确使用药物。

（2）对于情绪不稳定的人群，应尽量远离此类药物，以防误服或自杀。

（3）对必须使用安眠药的患者，要严格执行医嘱，按医嘱用量服用，防止不合理用药而产生的药物依赖性。

（4）所有的安眠药均应有药名、用量等说明，还应妥善保管。

六、误区

误区一：长期吃安眠药，就会依赖、成瘾。

以往应用广泛的苯二氮卓类镇静催眠药在长期服用不当的情况下，确有可能产生药物依赖、成瘾，但并非就因此认为吃安眠药就会成瘾依赖。新一代的非苯二氮卓类催眠药物（如扎来普隆）起效快，作用时间短，且次日"宿醉作用"少，依赖性亦较低，安全性大大提高。许多应用安眠药出现依赖、成瘾的个案，往往是由于诊断不对，没搞清真正的病因，导致用药不当所致的，如因焦虑、抑郁伴发的失眠，应该治疗控制原发病，同时治疗失眠症状。或是患者自身未遵循医嘱，自行改动药物的服法，进而导致疗效欠佳、药物耐受等问题。

误区二：长期服用安眠药，会得老年痴呆。

至今并没有明确的证据表明安眠药会造成老年痴呆，二者无直接的因果关联。但不排除本身有老年痴呆的人，失眠是作为其发病的前期表现之一。

误区三：服安眠药要不时换药、增减药量。

服用安眠药时，很多的患者都喜欢自行增减药量或者换药，其实这样是很危险的，不仅影响到治疗效果，还加大了药物依赖成瘾的风险。患者应严格遵循医嘱，用药期间如果出现宿醉等不良反应，影响第二天的工作，应咨询医生，看是应坚持服用，还是换药。而如果药物的疗效减弱，亦不可贸然自行增加药量，应让专业医生判断是否为药物耐受，或是病情有变而影响疗效，再进行药量调整或换药。

误区四：安眠药可以突然停药。

长期大量服用镇静催眠药的患者，在停药后可出现一些异常表现，患者会出现焦虑、易激动、失眠、头痛、厌食、无震颤，甚至出现幻觉、妄想、定向力丧失和抽搐等现象，我们称其为"药物戒断症状"。因此长期服用安眠药的患者要逐步、缓慢地减少用药剂量，直到可以彻底停药。对于因突然停药出现戒断症状的患者，首先要给予合理的足够量的镇静催眠药物，先让其戒断症状得到控制，然后再逐步减量用药；或者是用长效的镇静催眠药代替短效的镇静催眠药，待病情稳定后，再逐渐减量，直到停药。

第五节　强酸、强碱中毒

一、常识

强酸、强碱都属于腐蚀剂，接触后可造成严重的化学性灼伤。常见的强酸有硫酸、硝酸和盐酸。常见的强碱有氢氧化钠、氢氧化钾、氯化钠、氯化钾和腐蚀性较弱的碳酸钠、碳酸钾等。

二、原因

（一）强酸中毒

经口误服、呼吸道大量吸入酸雾、皮肤接触而致腐蚀性灼伤。由于大多数人对此知之不多，往往没有在中毒发生后的第一时间进行处理，造成了一些不良的后果。

（二）强碱中毒

多为直接溅洒于皮肤、黏膜、眼所致的刺激与强腐蚀、灼伤，误服也可中毒。强碱类由皮肤或消化道进入人体，经血液循环分布于全身，部分被中和和解毒，而吸收过量者可发生碱中毒。其中大部分自肾排出，强碱较强酸更具腐蚀性，迅速吸收组织水分，溶解组织蛋白，皂化脂肪，损坏细胞膜结构，形成坏死性、深而不易愈合的溃疡。

三、症状和体征

1. 强酸中毒

（1）吞食强酸后，口腔、咽部、食道及胃肠等处黏膜发生水疱、溃烂和灼痛，并有恶心、呕吐、腹痛、便秘或腹泻等症状。呕吐物有酸味，含有血液和黏膜碎片。由于喉头痉挛或水肿，可致声音嘶哑、吞咽困难、窒息等。严重者可发生休克及胃穿孔。大量强酸吸收后，常发生重度酸中毒，出现呼吸困难、惊厥、昏迷等。部分患者有肝、肾损害，甚至发生肝坏死、尿毒症。

（2）吸入中毒主要表现为呼吸道刺激症状，如呛咳、胸闷、呼吸困难、青紫、咳出血性泡沫痰，同时有血压下降，体温升高，甚至发生喉痉挛、窒息死亡。

（3）皮肤接触则有局部灼伤、疼痛、红肿、坏死和溃疡等，大面积接触可有全身症状。

2. 强碱中毒

（1）误服后导致口腔、咽部、食道及胃烧灼痛，腹部绞痛，流涎，呕吐带血的胃内容物，呈强碱性；排出血性黏液粪便。口、咽处可见糜烂创面，先为白色，后变为红色或棕色。重症有喉头水肿、窒息、肺水肿、休克，食道及胃穿孔。后期可致消化道狭窄。食入固体强碱时，口腔可无明显损伤，而食管与胃腐蚀很重。毒物吸收后，发生碱中毒，病人有剧烈头痛、低钙性手足搐搦、昏迷等症状。其他可有肝、肾等内脏器官的损害，偶致急性肾衰竭。

（2）吸入中毒症状主要表现为剧烈咳嗽、呼吸困难、喉头水肿、肺水肿，甚至窒息。

（3）皮肤接触者主要为局部红肿、水泡、糜烂、溃疡等。

四、急救

（一）急救步骤

（1）紧急评估。

（2）现场急救，迅速切断毒源。

录音 4-6　强酸、强碱中毒急救方法

（3）拨打急救电话"120"，送往医院进一步救治。

（二）急救方法（录音 4-6）

（1）紧急评估，是否有强酸、强碱接触史。

（2）现场急救。

① 吸入性中毒：

立即将中毒者转移至空气新鲜流通处，并注意抢救者的自我保护，如戴口罩、手套、穿靴子或戴脚套等。

② 皮肤及眼烧伤：

a. 强酸所致的皮肤及眼烧伤：要立即用大量清水彻底冲洗创面及眼内至少 20 分钟。待脱去污染的衣服后，再用清水或 40%碳酸氢钠冲洗、以中和与湿敷。在彻底清洗皮肤后，烧伤创面可用无菌或洁净的三角巾、床单、被罩、衣服等包扎。眼内彻底冲洗后，可用氢化可的松或氯霉素眼药膏或眼药水点眼，并包扎双眼。

b. 强碱所致皮肤及眼烧伤：立即用大量清水彻底冲洗创面及眼内，直到皂样物质消失为止。皮肤创面彻底冲洗后，可用食醋或 2%醋酸冲洗或湿敷，然后包扎。眼内彻底冲洗（禁用酸性液体冲洗）后，可应用氯霉素等抗生素眼药膏或眼药水，然后包扎双眼。

③ 消化道烧伤：

a. 强酸所致的消化道烧伤：应尽快给患者口服弱碱性溶液，如口服美乳（2.5%氢氧化镁合剂）60 mL、氢氧化铝凝胶 60 mL 或石灰水（0.17%氢氧化钙）上清液 200 mL。如一时得不到上述药物可口服用鸡蛋清 60 mL 或牛奶、米汤 200 mL 保护胃黏膜，再服用植物油 100～200 mL，作为润滑剂。严禁催吐或洗胃，以免消化道穿孔；严禁口服碳酸氢钠，以免因产生二氧化碳而导致消化道穿孔。

b. 强碱所致消化道烧伤：应立即口服食醋、柠檬汁、1% 醋酸等，亦可口服牛奶、蛋清、食用植物油等 200 mL，以保护胃黏膜。

（3）拨打急救电话"120"，送往医院进一步救治。

五、预防

（1）改革完善生产工艺，减少腐蚀剂跑、漏、冒的现象。

（2）加强宣传，遵守操作规程，加强个人防护。

（3）进入高浓度腐蚀剂场所要戴防护面具和穿防护衣。

（4）强酸、强碱药物要有标签，严加保管，防误用错用。

（5）万一出现皮肤接触，应彻底用清水冲洗。

六、误区

误区：盲目催吐、洗胃、服用制酸剂。

误服强酸、强碱化学剂，千万不要催吐或洗胃，这可能引起食道的进一步损伤，甚至发生消化道穿孔。可喝杯牛奶、豆浆、鸡蛋清，减少化学物质给食道带来的损伤,严禁口服碳酸氢钠,以免因产生二氧化碳而导致消化道穿孔。

第六节　急性酒精中毒

一、常识

短时间内饮入过量的酒精（乙醇），引起中枢神经系统由兴奋转为抑制的状态，称为急性酒精（乙醇）中毒，俗称醉酒或酗酒，是一种滥用酒精造成的疾病。乙醇既有水溶性也有脂溶性，可迅速通过血脑屏障和细胞膜，作用于膜上的某些酶而影响脑细胞功能。在很多情况下，急性酒精中毒甚至是威胁生命的。

二、原因

急性酒精中毒多因一次饮入过量的酒精或酒类饮料所致。中毒量有个体差异，大多数成人纯酒精致死量是 250 ~ 500 mL。

三、症状（录音 4-7）

录音 4-7　急性酒精中毒症状

（1）兴奋期：血中乙醇浓度达到 11 mmol/L （50 mg/dL），即感头痛、欣快、兴奋。血中乙醇浓度超过 16mmol/L（75 mg/dL），出现健谈、情绪不稳定、自负、可有粗鲁行为和攻击行为，或沉默、孤僻。血中乙醇浓度达到 22 mmol/L（100 mg/dL），驾车易发生车祸。

（2）共济失调期：血中乙醇浓度达到 33 mmol/L（150 mg/dL），出现肌肉运动不协调、行动笨拙、步态不稳、言语含糊不清、眼球震颤、视力模糊、复视、出现明显共济失调。血中乙醇浓度达到 43 mmol/L（200 mg/dL），出现恶心、呕吐、困倦。

（3）昏睡期：血中乙醇浓度达到 54 mmol/L（250 mg/dL），出现昏睡、面色苍白、体温降低、口唇微紫、心跳加快。血中乙醇浓度超过 87 mmol/L （400 mg/dL），陷入深昏迷、心率快或慢、血压下降、呼吸慢而不规则、有呼吸道阻塞和鼾音。可出现呼吸、循环麻痹而危及生命。也可因咽反射饱餐后呕吐→吸入性肺炎或窒息→死亡。小儿摄入中毒剂量后→很快沉睡（无兴奋阶段）。老年人高血压、动脉硬化多，饮酒易诱发脑血管疾病。

四、急救（录音 4-8）

（一）急救步骤

（1）停止饮酒。

（2）紧急评估。

录音 4-8　急性酒精中毒紧急处理

采用"ABBCS 方法"快速评估，利用 5 ~ 20 秒快速判断患者有无危及生命的最紧急情况：

A：气道是否通畅。

B：是否有呼吸。

B：是否有体表可见大量出血。

C：是否有脉搏。

S：神志是否清醒。

误吸和窒息导致气道阻塞是急性酒精中毒死亡的重要原因，因此必须重视，如果有上述危及生命的紧急情况应迅速解除包括开放气道、保持气道通畅、心肺复苏、立即对外表能控制的大出血进行止血等。

对于症状较轻者，一般不需要治疗，给予大量柠檬汁口服处理，侧卧（以防止呕吐时食物吸入气管导致窒息），保暖，维持正常体温，若病人中毒较重，在有限的条件里应先拨打"120"，后评估当时环境，取平卧位，解开衣领，清除口腔鼻腔里的分泌物。取出义齿即假牙，如有呕吐时头偏向一侧，防止误吸。如果病人意识存在，舌根后坠而阻塞气道，应保持呼吸道通畅。

（3）现场急救。

（4）拨打急救电话"120"，送往医院进一步救治。

（二）急救方法

（1）轻度中毒者：

① 首先要制止他继续饮酒，无需治疗，适当休息即可好转。

② 可找些梨子、马蹄、西瓜之类的水果解酒。

③ 可以用刺激咽喉的办法（如用筷子等）引起呕吐反射，将酒等胃内容物尽快呕吐出来（对于已出现昏睡的患者不适宜用此方法），然后要安排他卧床休息，注意保暖，注意避免呕吐物阻塞呼吸道；观察呼吸和脉搏的情况，

如无特别状况，一觉醒来即可自行康复。

④ 若患者卧床休息后，还有脉搏加快、呼吸减慢、皮肤湿冷、烦躁的现象，则应马上送医院救治。

（2）严重的急性酒精中毒，会出现烦躁、昏睡、脱水、抽搐、休克、呼吸微弱等症状，应该从速送医院急救。

① 共济失调者避免活动，避免摔倒；禁止驾车和操作，避免事故；酒后停止一切工作。

② 烦躁不安、过度兴奋者要加以约束。

③ 昏迷等重症者去枕平卧，头偏向一侧，保持呼吸道通畅。

④ 中毒严重者拨打急救电话"120"，送往医院救治。

五、预防

从保健的角度出发建议限酒。

（1）由"少量饮酒"改为"酒，越少越好"。虽然酒对心血管有双向作用，但不要过分强调有益作用。

（2）适量饮酒的概念是：每日不超过 15 mL 酒精量；啤酒 4%，限量 375 mL；红酒 12%，限量 125 mL；低度白酒 35%，限量 43 mL；高度白酒 60%，限量 25 mL。适量饮红葡萄酒、黄酒或绍兴酒是有益的，但决不能酗酒。每日饮 50～100 mL 为宜。

六、误区

误区一：喝酒红脸不易醉。

"喝酒脸红的人不容易醉"，这句话常在宴席上被用作劝酒的理由。但事实上，醉酒和脸色并无多大关系。

误区二： 浓茶、咖啡可醒酒。

有些人认为，酒后喝浓茶或咖啡有"醒酒"作用，事实上这是一种误解。

酒后饮浓茶，茶中咖啡因等可迅速发挥利尿作用，促进尚未分解成乙酸的乙醛（对肾有较大刺激作用的物质）过早地进入肾脏，使肾脏受损。而咖啡的主要成分是咖啡因，有刺激中枢神经和肌肉的作用，酒后喝咖啡会使大脑从极度抑制转入极度兴奋，并刺激血管扩张，加快血液循环，极大增加心血管的负担，对人体造成的损害会超过单纯喝酒的许多倍，甚至诱发高血压。

误区三：酒兑饮料很安全。

时下，喝酒兑饮料成了一种饮酒时尚。红酒加雪碧，威士忌加冰红茶，啤酒加可乐……各种"混搭"组合数不胜数。由于兑了饮料的酒浓度较低，感觉像在喝饮料，所以很多人对它情有独钟。但是用来兑酒的碳酸饮料在胃里放出的二氧化碳气体会迫使酒精很快进入小肠，而小肠吸收酒精的速度比胃要快得多，从而加大伤害。另外，兑着饮料喝酒，表面上看是稀释了酒，结果却容易让人越喝越多。因为喝的人一开始觉得像在喝饮料，就使劲喝，一旦察觉到有酒精作用时，就已经喝多了。

误区四：喝醉了抠喉咙催吐。

日常应酬中，不少人采用的"秘诀"就是喝多了之后到卫生间"抠喉咙"催吐，呕吐之后感觉好受一些，甚至可以继续喝酒。但专家指出，这属于"危险动作"。抠喉咙催吐一定要在清醒时或医护人员的帮助下进行，因为醉酒者意识不清，很容易吸入呕吐物引起窒息，甚至危及生命。

误区五：突然戒酒易伤身。

很多人因为健康问题被医生建议戒酒，但很大一部分人始终未能成功戒酒，甚至会以"突然戒酒反而伤身体"为理由，继续自己的美酒生涯。"突然戒酒反倒伤身"其实指的是一种戒断症状，对酒精已经产生了依赖的人，如果突然戒酒，可能会出现手抖、心慌、抽搐发作、呕吐等戒断症状。但此时更应戒酒，而不是认为应该喝一点酒来缓和症状。针对这种戒断症状，临床上有适当的药物能有效控制戒断症状。

第七节　食物中毒

一、常识

食物中毒是指食用了被生物性、化学性有毒有害物质污染的食品或者把含有毒有害物质当作食物摄入后出现的急性、亚急性食源性疾患。分为：细菌性食物中毒、化学性食物中毒。食物中毒主要发生在夏秋季，发生在节假日的聚餐和宴席上居多。

其特点是：

（1）中毒者在相近时间内均食用过某种相同的可疑中毒食物，未食用者不发生中毒，停止食用该食物后，发病很快停止。

（2）潜伏期较短，发病急剧，病程亦较短。

（3）一般无人与人之间的直接传染。

（4）所有中毒者的临床表现基本相似，一般表现为急性胃肠炎症状，如腹痛、腹泻、呕吐等。

二、原因

（一）细菌性食物中毒常见原因

（1）生熟交叉污染。如熟食品被生的食品原料污染，或被与生的食品原料接触过的表面（如容器、手、操作台等）污染，或接触熟食品的容器、手、操作台等被生的食品原料污染。

（2）食品贮存不当。如熟食品被长时间存放在 10 ℃ ~ 60 ℃ 之间的温度条件下（在此温度下的存放时间应小于 2 小时），或易腐原料、半成品食品在不适合温度下长时间贮存。

（3）食品未烧熟煮透。如食品烧制时间不足、烹调前未彻底解冻等原因使食品加工时中心温度未达到 70 ℃。

（4）从业人员带菌污染食品。从业人员患有传染病或是带菌者，操作时通过手部接触等方式污染食品。

（5）经长时间贮存的食品食用前未彻底再加热至中心温度 70 ℃ 以上。

（6）进食未经加热处理的生食品。

（二）化学性食物中毒常见原因

（1）作为食品原料的食用农产品在种植养殖过程或生长环境中，受到化学性有毒有害物质污染，如蔬菜中的农药、猪肝中的瘦肉精等。

（2）食品中含有天然有毒物质，食品加工过程未去除。如豆浆未煮透使其中的胰蛋白酶抑制物未彻底去除，四季豆加工时加热时间不够使其中的皂素等未完全破坏。

（3）食品在加工过程受到化学性有毒有害物质的污染，如误将亚硝酸盐当作食盐使用。

（4）食用有毒有害食品，如毒蕈、发芽马铃薯、河豚。

三、症状和体征

食物中毒最常见的症状是剧烈的呕吐、腹泻、同时伴有中上腹部疼痛。

食物中毒常会因上吐下泻而出现严重的脱水症状，如口干、眼窝下陷、皮肤弹性消失、肢体冰凉、脉搏细速、血压降低，甚至可至休克。

吃河豚中毒者，食后 2～3 小时便会引起舌头或手足麻木，4 小时以上可形成呼吸麻痹而死亡。

毒蘑菇中毒除了胃肠道症状外，还可见痉挛、流口水、出现幻觉、手发抖等症状。

四、急救（录音 4-9）

（一）急救步骤

（1）停止进食。

（2）紧急评估。

录音 4-9　食物中毒的判断与急救

（3）现场急救。

（4）拨打急救电话"120"，送往医院进一步救治。

（5）向卫生部门报告。

（6）中毒食品的封存。

（二）急救方法

（1）立即停止进食。

（2）紧急评估：根据临床表现和中毒特点以及可疑食物接触史初步诊断。

（3）现场急救，终止毒源吸收。

① 饮水：立即饮用大量干净的水，对毒素进行稀释。

② 催吐：用手指或筷子压迫咽喉，尽可能将胃内的食物吐出。

③ 导泻：如果进食受污染的食物超过 2～3 小时，但精神仍较好，可服用泻药，促使受污染的食物尽快排出体外。

④ 解毒：若是进食了受污染的食物或饮料，最好的急救方法是灌服鲜牛奶或蛋白质饮料。

（3）如果症状十分严重，立即拨打急救电话"120"，立即送往附近医院进一步救治。

（4）报告：集体食物中毒，马上向所在地的卫生监督所或防保所、疾病预防控制中心报告。

（5）封存：注意保护好中毒现场，就地收集和封存一切可疑食品及其原料。

五、预防

（1）洗蔬菜水果最好先用水浸泡，再仔细清洗。

（2）选购包装好的食品时，要注意包装上的有效日期和生产日期及保存环境。

（3）煮食用的器皿、刀具、抹布、砧板需保持清洁干净；加工、盛放生食与熟食的器具应分开使用。加工、贮存食物一定要做到生熟分开。

（4）正确烹调加工食品，隔夜食品、动物性食品、生豆浆、豆角等必须充分加热煮熟方可食用。

（5）冰箱等冷藏设备要定期清洁；冷冻的食品如果超过 3 个月最好不要食用。

（6）妥善保管有毒有害物品，防止误食误用。

（7）不要采集、食用不认识的蘑菇、野菜和野果。

（8）在外面吃饭，尽量不要到无证饮食场所。

（9）腌菜时选用新鲜菜，多放盐，至少腌制 30 天再食用；现腌的菜，最好马上就吃。

（10）食用海味产品必须采用正确的烹调方法，炒熟烧透。河豚要经过专业厨师烹调后才可吃。生吃海产品前，应洗干净，用食醋调着吃，对预防食物中毒有一定的作用。

（11）不吃腐败发霉的食物。

（12）尽量不吃鱼胆。

六、误区

误区一：有坏味的食物，煮一煮就可以吃。

经过沸水蒸煮，细菌虽然被杀死了，但它在食物中繁殖时所产生的毒素，或细菌本身的毒素，并不能完全被沸水破坏。而且，个别细菌在 100 ℃ 的沸水中，仍能生存数个小时。

误区二：咸肉、腌鱼等含盐多，不用消毒。

实际上，有一种使人肠胃发炎的"沙门氏菌"，能够在含盐量高达 10% 的肉类中生存好几个月，只有用沸水煮 30 分钟才能将其全部杀死。

误区三：冰冻的食物很干净。

有的细菌专门在低温下生活、繁殖，如使人发生严重腹泻、失水的嗜盐菌，能在零下 20 ℃ 的蛋白质内生存 11 周之久。

误区四：食物煮沸，就可以消毒杀菌。

食物中的细菌、病毒、微生物等经过高温蒸煮可完全或大大减少，而有毒化学物质，不是高温所能除去的。

误区五：纯天然食品一定对人体无害。

食品化学分析也发现，许多纯天然食品中都含有有害物质。例如，生豆角中有溶血物质，发芽土豆中有毒素，某些鱼类中含有胺等可能导致中毒的物质，等等，如果对这些食品处理不当就会发生危险。

第八节　错服药物

一、常识

错服药物常见于老人和 2~6 岁的儿童。儿童缺乏判断力，如果家中药物保管不安全，很容易让儿童拿到以致错服；而老人记性较差，有时也会把药物拿错。如果发现儿童或老人服错药，家人首先要冷静，然后尽快采取措施让他们把错服的药物吐出来。

二、临床表现

头昏、腹痛、恶心、呕吐、晕睡等，服错不同的药物还有其他不同的症状。

三、急救

（一）急救步骤

（1）紧急评估。

（2）现场急救。

（3）拨打急救电话"120"，送往医院进一步救治。

（二）急救方法

1. 紧急评估

了解患者服药情况（药名、剂量），结合临床表现判断是否因错服药物而中毒。

2. 现场急救

万一服错了药，也不可忙乱，应及时采取措施，其原则是：及时排出，针对解毒，对症治疗。

（1）催吐：俗称"抠喉"，用手指或筷子刺激患者咽喉部，使水和胃内的残留药物一起吐出来。但患者如神志不清或者出现抽筋时，不宜催吐。

① 一般错服药物 6 小时内，都需要催吐，如果儿童错服药物，父母应该迅速用手指、筷子等刺激儿童的咽后壁，引起呕吐，将胃内的药物吐出；然后给儿童喝些凉开水（约 250 mL），再按上述方法催吐，反复进行，尽快使未被吸收的毒物排出人体。

② 在催吐方法上，老人和儿童没有差异。老人和儿童的胃容量不同，因此要给老人喝 500 mL 以上的凉开水，才能达到催吐的效果。催吐后，如果错服的药物副作用及毒性较强，且有一定剂量限制，例如安眠药、退热镇痛药、抗生素等，还要让儿童或老人喝几杯牛奶和 3～5 枚生鸡蛋清，中和毒素并减轻对肠胃的刺激，同时要马上送他们去医院。

③ 如果儿童错将碘酒当咳嗽药水喝下去，应马上给他们喝面糊、米汤等淀粉类流质，然后再把这些化合物催吐出来，反复多次，直到呕吐物不显蓝色为止。如果错服的是腐蚀性很强的药物，不宜采用催吐法，以免食管和咽喉再次受到损害。

（2）洗胃：在催吐的基础上，如病人清醒，可以大量服用茶水，然后刺激舌根部诱发呕吐，洗胃后，最好给病人服点牛奶或生鸡蛋清，以吸附药物，减少吸收和保护胃黏膜。

（3）误吃有腐蚀性药物者，忌催吐或洗胃，可以灌服牛奶、鸡蛋清、植物油等保护胃黏膜。

（4）如果病人已神志不清，应解开病人衣领，清除口腔积物，保持呼吸道畅通。如病人已发生心跳、呼吸停止，应立即持续进行心脏外按压、人工呼吸，并及时送医院抢救。

（5）进行上述初步处理后，立即送医院。

3. 及时就医

尽快拨打急救电话"120"，及时送往医院治疗，不可延误时间，将患者送往医院时要带上服错药的药瓶或药盒，说明书以及患者的呕吐物、污染物等，以便医生抢救时参考。

四、预防

如果家里有小孩，一定要记得将药物放在有锁的柜子里，并随身携带钥匙。大一些的孩子要告诉他们误食这些药物会造成身体不可逆的伤害。

1. 分门别类防拿错

不要把药品和其他物品（尤其是食品）混放在一起。成人药与儿童药要分开，外用药与口服药要分开，以免错拿造成误服。如果家中有需要长期服用的药品，建议也要与其他药品分开放置。

2. 家长应尽量避免在孩子面前吃药

孩子会模仿成人吃药的行为，家长应尽量避免在孩子面前吃药。

3. 告诉孩子为什么吃药

不要为了让孩子吃药，就欺骗他们说药品是糖果，应该告诉他们药名和为什么要吃药。

4. 把药放在孩子不易拿到的地方

药品应放置在高处或放在有锁的柜子里，也就是儿童看不到也摸不到的地方，切勿将药品随意放在桌柜上、枕边或儿童容易拿到的抽屉里。

5. 别让孩子单独接触药

如果家长正在使用药品时有急事需要离开，应马上把药品放到安全的地方。

五、误区

误区一：自行选药。

有些人喜欢盲从广告来选药，或者以为新药、贵药、进口药就是好药，还有些人患上感冒、头痛、发烧等小毛病时，往往喜欢凭经验自我诊治，其实，药要对症才能治病，否则，一旦用错了药，人参也会变成毒药。因此，选药时要慎之又慎，最好根据医生的建议用药，如果选择非处方药，也应该咨询药店的药师。

误区二：给儿童喂服成人药。

有的家长会给儿童服用自己服过觉得有效的药物，并按成人剂量减半，他们认为只要剂量减半就不会有问题。儿童不是缩小版的成人，按成人剂量减半给儿童用药是不科学的。儿童的肝脏还没发育成熟，对药物的解毒能力不如成人，同时，儿童的肾脏仍处于生长发育之中，对药物的清除能力也不如成人，另外，儿童大脑的血脑屏障功能还没发育完全，还不能阻止某些药物对大脑的伤害。儿童生病应该及时就医，服用药物也应该服用儿童专用药物，切不可给儿童服用成人药物。

误区三：分享处方药。

有的家长看到别人的孩子生病，和自己的孩子症状一样，于是就分享医生开的处方药。但是看上去症状相同的病情却可能是由不同的原因引起的，这样做有可能导致用药无效甚至有不良反应。药物的使用随着年龄、身高、体重而各有不同，故不同儿童之间不能交换吃药。

第五章　突发事故的处理

第一节　中　暑

一、常识

中暑（heatstroke）是指人体在高温环境或暑天烈日下，受强阳光辐射及高温的作用，热平衡失调使体内热蓄积，致使体温调节中枢功能障碍，水、电解质代谢紊乱及神经系统功能损害的一组急性疾病。临床以高热、意识障碍、无汗为主要症状。

二、分类

根据我国《职业性中暑诊断标准》（GBZ41—2002），可将中暑分为以下三类：

中暑先兆，指病人在高温环境中劳动一定时间后，出现头昏、头痛、口渴、多汗、全身疲乏、心悸、注意力不集中、动作不协调等症状，体温正常或略有升高。

轻症中暑，除有中暑先兆的症状外，出现面色潮红、大量出汗、脉搏快速等表现，体温升高至 38.5 ℃ 以上。

重症中暑，包括热射病、热痉挛和热衰竭三型，也可出现混合型。

三、症状（录音 5-1）

录音 5-1　中暑判断

1. 中暑先兆

大量出汗，出现口渴、头晕、耳鸣、胸闷、心悸、无力、注意力不集中、体温正常或略有升高，一般不超过 37.5 ℃。如能及时离开高热环境，经短时间休息后症状即可消失。

2. 轻症中暑

中暑先兆+38 ℃以上+面色潮红、胸闷、皮肤灼热，被迫停止劳动，有呼吸循环衰竭的早期症状如面色苍白、恶心、呕吐、大汗、皮肤湿冷、血压下降、脉搏细弱而速、呼吸增快等表现。

3. 重症中暑

轻症中暑+晕倒或发生痉挛、烦躁不安、精神错乱、谵妄、昏迷等，或皮肤干燥、无汗、体温>40 ℃。

（1）热痉挛：多发于健康青壮年，虽不危及生命，却是痛苦的。常发生在高温环境中强体力劳动后。当短时间内大量出汗、经大量饮水而不适当补盐时，就会出现。钠的失平衡（低钠）可能促进骨骼肌严重痉挛，常波及腿肌和腹肌。患者清醒，定向良好，血压脉搏正常。热痉挛也可为热射病早期表现。

（2）热衰竭：最常见。多见于老年、儿童和慢性疾病患者。体内无过度热蓄积，是心血管系统不能适应高温的一种表现。主要是失水或失盐（虽补充水分，但未能补充盐）。表现为头晕、头痛、面色苍白、出冷汗、血压下降、脉搏细弱或缓慢、血压偏低，可有晕厥，并有手、足抽搐。热衰竭可以是热痉挛和热射病的中间过程，如不治疗可发展为热射病。

（3）热射病：是一种致命性急症，头部在烈日或强烈的热辐射下长时间暴露，使头部的温度升高，可穿透头皮和颅骨引起脑组织损伤、充血和水肿，大脑温度可达 40 ℃~42 ℃。典型临床表现为高热（41 ℃以上）、无汗和意识障碍。由头部受日光直接暴晒的热射病，又称日射病（sunstroke）。前驱症状有全身软弱、乏力、头昏、头痛、恶心、出汗减少。继而体温迅速上升，出现嗜睡、谵妄或昏迷；皮肤干燥、灼热、无汗，呈潮红或苍白。四肢和全身肌肉可有抽搐；瞳孔缩小，后期扩大，对光反应迟钝或消失。严重病人出现休克。

四、现场急救

迅速脱离热环境，因地制宜就地急救，关键是迅速降温。充分供应凉开水、饮料，并加少量盐，以补充体内盐分。

（一）减少死亡的要素有三点

（1）现场卫生监督人员迅速发现中暑的症状和体征。

（2）采取相应的现场急救措施。

（3）把病人迅速送到医院，使其得到及时而有效的治疗。

（二）方法（录音 5-2，视频 5-1）

（1）转移病人：迅速将病人移至阴凉、通风的地方，同时垫高头部，解开衣裤，以利呼吸和散热。

录音 5-2　中暑急救方法

视频 5-1　中暑急救方法

（2）物理降温：

① 用冷水帮患者擦身。

② 凉的湿毛巾或冰袋、冰块敷前额、颈部或大腿根部腹股沟处等大血管处。

③ 用电风扇，有凉风的电吹风或手扇动以促其降温。注意不要用酒精擦患者的身体。

（3）补充体液：让神志清楚的患者喝清凉的饮料，如果患者神志呼吸及吞咽均无困难，可以让他喝盐水（每 100 mL 加盐 0.9 g），注意：不要喝酒或咖啡。

（4）如果患者病情无好转，应送医院急救。若心跳呼吸停止立即进行心肺复苏并拨打急救电话"120"。

五、注意事项

（1）人中暑之后很虚弱，在恢复过程中，饮食应清淡、易消化。补充必要的水分、盐、热量、维生素、蛋白质等养分。

（2）中暑后不要一次大量饮水。中暑患者应采用少量多次的饮水方法，每次以不超过 300 mL 为宜。

（3）不要大量食用生冷瓜果。中暑患者大多脾胃虚弱，大量食用生冷食物和寒性食物会进一步损伤脾胃阳气，重者会出现腹泻、腹痛等症状。

（4）少吃油腻食物，以适应夏季肠胃的消化能力。

六、预防措施

（1）劳动条件。夏季露天劳动时尽量安排在早晚，延长中午休息，并戴帽子、开领、卷袖。

（2）防暑降温的宣传、教育和组织、检查工作。

（3）期间补充足够的饮料和营养。充分供应凉开水、饮料，并加少量盐，以补充体内盐分。

（4）个人防护。如烈日下工作要戴防护帽等。禁过度劳累，保证充足休息睡眠，室内应有良好通风。

（5）各种原发病，增加抵抗力，减少中暑诱发因素。应常准备人丹、十滴水、藿香正气水、清凉油等药品。

第二节　电击伤

一、常识

电击伤（electrical injury）是指一定强度电流直接接触并通过人体所致损伤及功能障碍。电击对人体的作用包括电流经过人体时引起的心脏、中枢神经系统等的严重功能失调，以及开始不明显，但为不可逆的组织损伤，主要是热损伤。

二、原因

不懂安全用电常识，自行安装电器，家用电器漏电而用手接触开关、灯泡、插头等都是引发触电的因素。

三、现场急救（录音5-3，视频5-2）

（一）脱离电源

（1）关闭电源：开关在附近时立即关闭电源开关。

（2）挑开电线：找不到开关则可用干燥木棒、竹竿、木凳等将电线从病人身上挑开，并将此电线固定好。

录音5-3 电击伤急救　　　　　视频5-2 电击伤现场急救

（3）斩断电路：若找不到合适的东西或触电者呼吸微弱，死死拿电线不能松手时，则要用有绝缘物的保护工具把电线剪断或砍断，可用干燥木柄铁锹、斧头将电线斩断。

（4）"拉开"触电者：病人如不幸全身趴在铁壳机器上触电了，此时抢救者应在自己脚下垫一块干燥木板或塑料板，用布条、绳子或用衣服绕成绳条状套住病人脖子将病人拉开，脱离电源。

（二）脱离电源后处理

（1）立即检查伤员，发现心跳呼吸停止立即进行心肺复苏并拨打急救电话"120"。

（2）将伤者被灼伤的部位用干净纱布覆盖起来，不可随意涂抹药物。

（3）对已恢复心跳的伤员，不要随意搬动，以防心室纤颤再次发生而导致心脏停搏。应该等医生到达后或病人完全清醒后再搬动。

四、注意事项

（1）救护时直接用手拉触电者也极其容易引起触电。

（2）对于触电者的急救应分秒必争。发生呼吸、心跳停止的病人，伤情非常重，这时应一面进行抢救，一面紧急联系附近医院做进一步治疗；在转送患者去医院的途中，抢救工作不能中断。

五、预防措施

（1）对家庭中易发生触电的隐患要及时检修。

（2）室内电源插头应安装在孩子摸不到的地方。

（3）提醒孩子不要玩灯泡、电线插头、电器等；雷雨时不要让孩子待在树下、电线杆旁或高层墙角下避雨，以免雷击触电。

（4）损坏的开关、插梢、电线等应尽快修理或更换，不能将就使用。

（5）如不懂电气技术，对电气设备不要乱拆、乱装，更不要乱接电线。

（6）不要用湿手、湿脚动用电气设备，也不要碰电器插梢，以免触电。

第三节 溺 水

一、常识

溺水（near-drowning）是指人淹没水中或其他液体中，由于液体、污泥、杂草等物堵塞呼吸道和肺泡，或因咽喉、气管发生反射性痉挛，引起窒息和缺氧，肺泡失去通气、换气功能，使机体处于危急状态。溺水是意外死亡的常见原因之一。在我国，溺水是伤害致死的第三位原因。约 90%的溺水事件发生于淡水，其中 50%发生在游泳池。因此，在发生溺水的现场及时进行急救对挽救患者的生命是非常重要的。

二、症状

溺水的症状因溺水程度而不同。重度的溺水者 1 分钟内就会出现低血糖症，面色青紫色，双眼充血，瞳孔散大，昏迷不醒。若抢救不及时，4~6 分钟内即可死亡。必须争分夺秒地进行现场急救，切不可因急于送医院而失去宝贵的抢救时机。

三、现场急救（录音 5-4）

录音 5-4 溺水的现场急救

溺水的抢救关键是现场急救，直接关系到抢救是否成功、预后。最重要的急救措施是恢复有效的通气。现场急救包括自救与互救。

（一）自救

1. 不会游泳者的自救（视频 5-3）

（1）落水后不要心慌意乱，一定要保持头脑清醒。

（2）冷静地采取头顶向后，口向上方的措施，将口鼻露出水面，此时就能进行呼吸。

（3）呼气要浅，吸气宜深，尽可能使身体浮于水面，以等待他人抢救。

（4）切记：千万不能将手上举或拼命挣扎，因为这样反而容易使人下沉。

2. 会游泳者的自救

（1）一般是因小腿腓肠肌痉挛而致溺水，应心平气静，及时呼人援救。

（2）自己将身体抱成一团，浮上水面。（视频5-4）

（3）深吸一口气，把脸浸入水中，将痉挛（抽筋）下肢的拇指用力向前上方拉，使拇指跷起来，持续用力，直到剧痛消失，抽筋自然也就停止。（视频5-5，视频5-6）

视频5-3 不会游泳者的自救   视频5-4 会游泳者的自救（1）   视频5-5 会游泳者的自救（2）   视频5-6 会游泳者的自救（3）

（4）一次发作之后，同一部位可能再次抽筋，所以对疼痛处要充分按摩并慢慢向岸上游去，上岸后最好再按摩和热敷患处。

（5）如果手腕肌肉抽筋，自己可将手指上下屈伸，并采取仰面位，以两足游泳。

（二）互救

注意：只要有其他方法将溺水者拉到岸上，就不要下水去施救。当然，万不得已的情况下，在施救者有能力的前提下，施救者可以下水施救。没有受过救生训练的施救者下水之前应该有思想准备，此时溺水者的本能反应，可能使施救力不从心，最终救人不成反而赔上性命。

1. 下水施救

（1）救护者应镇静，尽可能脱去衣裤，尤其要脱去鞋靴，迅速游到溺水者附近。

（2）下水前应准备一块结实且足够长的长条布或毛巾，救生圈。

（3）救护者游泳技术不熟练，则最好携带救生圈、木板或用小船进行救护，或投下绳索、竹竿等，使溺水者握住再拖带上岸。（视频5-7，视频5-8）

视频 5-7　施救（1）

视频 5-8　施救（2）

（4）在溺水者抓不及处，将布或毛巾或救生圈递过去，让溺水者抓住一头，自己抓住另一头拖着溺水者上岸；切记，勿让溺水者抓住你的身体或四肢，若溺水者试图向你靠近，立刻松手游开。

（5）如果决定下水救人，尽量不要让溺水者缠上身，如被抱住，不要相互拖拉，应放手自沉，使溺水者手松开，再进行救护。游向溺水者时，与溺水者正面相遇，必须立刻采用仰泳迅速后退。

（6）如必须用手去救，且溺水者十分张皇失措，则应从背接近溺水者，从背后把溺水者牢牢抓住，抓住溺水者的下巴，使溺水者仰面，使溺水者的头靠近自己的头，并用力用肘夹住溺水者的肩膀。

视频 5-9　下水施救（1）

（7）对筋疲力尽的溺水者，救护者可从头部接近。若溺水者不省人事，可用手抓住溺水者的下巴，采取仰泳的方式将溺水者拖回岸。（视频 5-9）

（8）对神志清醒的溺水者，救护者应从背后接近，用一只手从背后抱住溺水者的头颈，另一只手抓住溺水者的手臂游向岸边。（视频 5-10）

（9）安慰溺水者，尽量让溺水者情绪稳定。

2. 后续急救方法

视频 5-10　下水施救（2）

（1）将伤员抬出水面后，应立即清除其口、鼻腔内的水、泥及污物（有假牙的要取出假牙），用纱布（手帕）裹着手指将伤员舌头拉出口外，解开衣扣、领口（女性的溺水者还要松开内衣及胸罩），以保持呼吸道通畅。

（2）倒水：可选用下列方法迅速倒出淹溺者呼吸道、胃内积水。

① 膝顶法：急救者半蹲位，一腿跪地，另一腿屈膝，将淹溺者腹部横置于急救者屈膝的大腿上，使头低位，然后用手平压背部，将水倒出。（图 5-1）

② 抱腹法：急救者从淹溺者背后，双手抱住其腰腹部，使背部在上，头、胸部下垂，抖动淹溺者，以倒出水。（图 5-2）

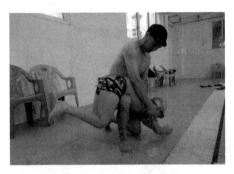

图 5-1　膝顶法

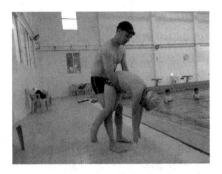

图 5-2　抱腹法

③肩顶法：急救者抱起淹溺者的腰、腹部，使背部朝上，头部下垂以倒出水。（图 5-3，图 5-4）

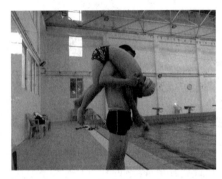

图 5-3　肩顶法（1）

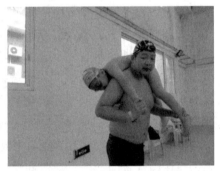

图 5-4　肩顶法（2）

（3）对心跳呼吸停止者，立即进行现场心肺复苏术并拨打急救电话"120"。

现场进行心肺复苏时救护者一定要记住：对所有溺水休克者，不管情况如何，都必须从发现开始持续进行心肺复苏抢救。

四、易犯错误

（1）游泳时意外溺水，附近又无人救助时，手脚乱蹬拼命挣扎。

（2）试图将整个头部伸出水面。

（3）抱着救助人的脖子不放，使得救助人无法呼吸。

五、注意事项

（1）因呼吸、心跳在短期恢复后还有可能再次停止，所以，千万不要放弃人工呼吸，应一直坚持到专业救护人员到来。

（2）未成年人不宜下水救人，可采取报警求助的方式。

（3）意识丧失者应置于侧卧位，并注意为溺水者保暖。

（4）进行现场抢救的同时，尽快拨打急救电话"120"。

第四节　烧　伤

一、常识

烧伤（empyrosis）是指热力如火焰、灼热气体、热液或高温固体物等所引起的局部或全身性损伤，严重热烧伤是对人体生理和心理最具破坏性的损伤之一。

二、症状

烧伤的程度依受伤的深度及面积而有所不同。重度烧伤通常需要特殊医疗，在急救后需尽快送医院。

三、烧伤类型及处理（录音5-5）

（1）火焰烧伤：迅速脱去着火的衣服，或用水浇灌、卧倒打滚等方法，熄灭火焰。切忌奔跑喊叫，以防增加头面部、呼吸道损伤。

录音5-5　烧伤类型及处理

（2）热液烫伤：脱去热液浸湿的衣服。尽可能避免将疱皮剥脱，可先用冷水冲洗带走热量后剪开热液浸湿衣服。

（3）化学烧伤：脱去致伤因素浸湿的衣服，迅速用大量清水长时间冲洗，尽可能去除创面上的化学物质。注意生石灰烧伤应用干布擦净后，再用水冲洗；磷烧伤要用大量水冲洗浸泡，或用多层湿布包扎创面（禁用油质敷料包扎），防止磷自燃。

（4）电烧伤：立即切断电源，再接触患者。如患者出现心跳呼吸停止，立即进行体外心脏按压和人工呼吸，待呼吸心跳恢复后及时送附近医院进一步治疗。如电弧烧伤引起，切断电源后，按火焰烧伤处理。

四、现场急救（视频 5-11）

（一）若烧伤处皮肤尚完整的患者

（1）将烧伤部位置于自来水下轻轻冲洗，或浸于冷水中约 10 分钟到不痛为止，如无法冲洗或浸泡，则可用冷敷。

视频 5-11　烧伤的现场急救

（2）伤处未肿胀前，小心脱除饰物、皮带、鞋子或其他紧身衣物。

（3）必要时可以使用敷料并加以包扎。

（二）若皮肤已被烧坏的患者

（1）让患者躺下，将受伤部位垫高（高于心脏）。

（2）详细检查患者有无其他伤害，维持呼吸道畅通。

（3）不要企图移去粘在伤处的衣物，必要时可将衣裤剪开。

（4）用厚的消毒敷料或干净的布盖在伤处，保护伤口。

（5）不可涂抹任何油膏或药剂，不可挑破水泡或在伤处吹气，以免污染伤处。

（6）尽快送医院。

五、禁忌

不能采用冰敷的方式治疗烧伤，冰会损伤已经破损的皮肤导致伤口恶化。不要弄破水泡，否则会留下疤痕。也不要随便将抗生素药膏或油脂涂抹在伤口处，这些黏糊糊的物质很容易沾染脏东西。

第五节　地　震

一、常识

地震灾害是严重突发自然灾害之一，虽不常发生，但由于其突发性、广泛性、强大破坏性，可能短时内造成大批人员伤亡，强大地震的发生会在顷刻间将某一地区夷为平地，1976 年唐山大地震，几乎使整个唐山市全部被摧毁,2004 年南亚强地震及其引发的有史以来最大的海啸,造成近 30 万人死亡，数千人失踪和近 50 万人受伤，并导致东南亚和东非地区近 30 个国家的至少

500 万人无家可归。2008 年 5·12 汶川地震共造成 69 227 人死亡，374 643
人受伤，17 923 人失踪，是中华人民共和国成立以来破坏力最强的地震，也
是唐山大地震后伤亡最严重的一次地震。经国务院批准，自 2009 年起，每年
5 月 12 日为全国"防灾减灾日"。现代地震灾害最大的特点是容易诱发第二次
灾害，即火灾、触电等。

二、伤情特点

1. 救援环境

地震发生后，建筑物倒塌，有时伴随山体滑坡、泥石流、水灾、火灾、
停电和精神应激性伤害等，短时内产生大批伤病员，而且场面混杂、医疗抢
救人员短缺、救援环境恶劣、交通设施严重被破坏、转运车辆严重短缺、通
信设施中断、后方医院联系困难，如有条件，应就地建立相对独立具有简单
手术条件的移动危重病抢救单元。

2. 伤情复杂

地震现场不仅有严重的压、砸、土埋窒息伤员，还有烧伤、中毒、触电
和淹溺等一系列伤害，以及挤压综合征、各种慢性疾病急性发作的伤病员。
另外，幸存者肌肉组织丰富的部位长时间被倒塌的建筑物挤压，解救出来后，
受压部位的组织破坏，可能出现高钾血症、全身中毒反应、急性肾衰竭，甚
至多脏器功能衰竭，导致迅速死亡。

三、避震方法（录音 5-6，视频 5-12）

（一）室内

1. 保持镇静

（1）不可在慌乱中跳楼。
（2）将门打开，确保出口。
（3）摇晃时立即关火，失火时立即灭火。

录音 5-6　地震的现场急救　　　　视频 5-12　地震的现场急救

2. 选择正确的躲避场所

选择室内结实、能掩护身体的物体下（旁）、易于形成三角空间的地方，开间小、有支撑的地方，室外选择开阔、安全的地方。但尽量远离煤气灶、煤气、管道、家用电器及易破碎的碗碟。尽量靠近水源处，如：内墙墙根、墙角；厨房、厕所、储藏室等空间小的地方。不要钻进柜子或箱子里。

3. 躲避姿势

选择好躲避处后应蹲下或坐下，脸朝下，额头枕在两臂上；或抓住桌腿等身边牢固的物体，以免震时摔倒或因身体失控移位而受伤；保护头颈部，低头，用手护住头部或后颈；保护眼睛，低头、闭眼，以防异物伤害；保护口、鼻，有可能时，可用湿毛巾捂住口、鼻，以防灰土、毒气。

4. 迅速撤离

躲过主震后，应迅速撤到宽敞的户外。撤离时注意保护头部，最好用枕头、被子等柔软物品护住头部。

5. 注意事项

（1）地震时，不要滞留在床上。

（2）不可跑向阳台。

（3）不可跑到楼道等人员拥挤的地方去。

（4）不可跳楼。

（5）不可使用电梯，若震时在电梯里应尽快离开，若门打不开时要抱头蹲下。

（6）不要选择建筑物的内侧位置，尽量靠近外墙，但不可躲在窗户下面。

（二）户外

（1）就地选择开阔地避震：蹲下或趴下，以免摔倒；不要乱跑，避开人多的地方；不要随便返回室内。

（2）避开高大建筑物或构筑物：楼房，特别是有玻璃幕墙的建筑；过街桥、立交桥；高烟囱、水塔下。避开危险物、高耸或悬挂物、变压器、电线杆、路灯、广告牌、吊车等。

（3）在街上走时，最好将身边的皮包或柔软的物品顶在头上，无物品时也可用手护在头上尽可能作好自我防御的准备，要镇静，应该迅速离开电线杆和围墙，跑向比较开阔的地区躲避。

（三）震后自救技巧

地震时被埋在废墟下，周围又是一片漆黑，只有极小的空间，一定不要惊慌，要沉着，树立生存的信心，千方百计保护自己。而且地震后往往还有很多次余震发生，处境可能继续恶化，为了免遭新的伤害，要尽量改善自己所处的环境。

（1）设法将双手从压塌物中抽出来，清除头部、胸前的杂物和口鼻附近的灰土，移开身边的较大杂物，保持呼吸道通畅。

（2）闻到煤气、毒气时，用湿衣服等物捂住口、鼻和头部。

（3）保持存身空间：避开身体上方不结实的倒塌物和其他容易引起掉落的物体，保持足够的空气。用砖块、木棍等支撑残垣断壁；扩大活动空间，设法脱离险境。记着朝向有光亮更安全宽敞的地方移动。但是千万不要使用明火（以防有易燃气体引爆），尽量避免不安全因素。

（4）保持体力：尽量保存体力，用石块敲击能发出声响的物体，向外发出呼救信号，不要哭喊、急躁和盲目行动，尽可能控制自己的情绪或闭目休息，等待救援人员到来。

（5）维持生命：水和食品一定要节约，尽量寻找食品和饮用水，必要时自己的尿液也能起到解渴作用。如果受伤，要想法包扎，避免流血过多，尽量延长生存时间等待救援。

四、自救与互救

（1）强地震后，由于医疗救护资源相对紧缺，相互救助将有助于提高存活机会，如有人被埋压，应尽快将伤者刨、挖出来，先将伤者头面部露出，并快速清理其口、鼻腔内异物，保持气道通畅。

（2）一时无法挖出者，应设法先建立通风孔道，以防缺氧窒息，然后再逐渐暴露胸腹部。

（3）伤势严重不能自行出来的伤员，切忌强拉硬拽，应设法暴露全身，查明伤情，妥善处理伤口。

（4）现场救护切忌采用大型挖掘机，以免被掩埋人员的呼救声被机器轰隆声掩盖，延误或降低抢救成活率；可先用喊叫、听建筑物下幸存者的敲击声等，或使用搜救犬或有关生命控测设备等协助搜救。

五、寻找并营救伤者

（1）寻找并营救伤者，包括确定被埋者方位，接近受伤者，把受伤人员解救出来。

（2）由于建筑物倒塌，伤者可被困数小时或数天。根据中国国际救援队的经验，顺利营救成功往往需要 5 小时以上，而幸存者可能已经在废墟中压埋了 2 天以上，抢救人员应采用各种积极的复苏手段和心理支持及安慰。

（3）受抢救设备限制，有时救出伤者可能需数小时甚至更长时间，保证伤员的供水和能量需求极为重要，应设法供给。资料表明，85%～95%的幸存者是在地震后 24 小时内救出的，超过 24 小时救出的幸存者，随时间的延长，存活概率显著降低。

（4）从废墟中营救出来后，需要保护幸存者不再受到进一步伤害；由于伤者多被挤压在狭小的空间内，可能存在脊柱损伤或颈椎损伤，需要颈托或脊柱板搬运，以及用黑布遮挡幸存者的眼部，避免瞬间强光照射导致失明，同时进行全身性的评估等。

六、现场救护要求

地震灾害的救治是多部门相互协调配合的系统工程，需要交通运输、通信联络、水电供应、工程技术等各方面的密切配合，才能取得高效有序的救援成绩，应按救灾指挥部统一指挥安排，划定空旷地区集中分检，伤员分区安排。救援人员分组工作，各司其职。

七、伤员分检

资料显示，地震中骨折发生率最高，占伤员总数的 55%～64%，其中闭合性骨折达 90%左右，软组织损伤者为 12%～32%，其他包括颅脑损伤、胸腹部损伤等。颅脑损伤的病死率达 30%，胸部伤的病死率达 25%，早期死亡的主要原因是创伤性失血性休克、大出血、饥饿性脱水、脏器衰竭等。

快速分检轻重危伤员，将大大提高抢救存活率。伤员分检按照国际上统一的分检规则进行，将伤病员分为四大类，并用红、黄、绿、黑四种颜色的标志牌分别标记伤病员。分检后，标志牌统一放置于伤员胸前或肩上。

八、创伤的处理

（1）创伤处理包括止血、包扎和骨折固定，积极送往医院治疗。

（2）合并挤压伤的患者，由于大量肌肉组织破坏，释放大量细胞内容物，如钾离子、蛋白等，会引起严重高钾血症和肌红蛋白尿，应给予适当碱化尿液，增加补液利尿，以防恶性心律失常和肾衰竭等。

九、伤员后送

（1）经生命支持或创面简单处理，生命体征相对平稳的患者，应快速后送到综合医院或抢救指挥部指定的地点，进行后续治疗。

（2）后送也应按照重危者优先后送的原则进行。后送过程中，同样应注意生命体征的监护和神经观察，保护气道开放，维持氧供和氧合功能，稳定心律和血压，维持血流稳定等。

第六节　洪　灾

一、常识

洪灾是指由于暴雨或水库溃坝等引起江河水量迅猛增加及水位急剧上涨的自然现象。我国是洪灾多发国家之一，洪涝灾害使灾区人民生活环境及生产资料遭到严重破坏，饮水、饮食条件和居住环境相当恶劣，对灾民的身心健康造成严重影响，并会带来严重的公共卫生问题。

二、伤害特点

1. 伤亡形式复杂多样

受洪水淹溺、泥石流冲压等，伤者可能被泥沙掩埋，或吸入异物如泥沙和水草等，导致吸入性阻塞性窒息。吸入大量污水可能引起急性肺水肿，吸入海水会产生高渗血症及严重电解质紊乱，严重者发生急性多器官功能障碍或衰竭，甚至直接引起死亡。

2. 洪水次生性疾病

水灾特别是严重水灾，不仅能淹没房屋，还可引起房屋倒塌，导致电力设施被破坏，易引发电击伤。水灾发生时常伴有雷电，本身会产生雷电击伤。在严寒季节，除淹溺外，还易产生严重冻伤，酷热季节则易引起中暑。各种原因引起有毒物品泄漏，导致中毒，如放射性物质外漏引起放射伤等。

3. 传染病流行

大量洪水冲毁居民饮用水源，特别是农村井水与河水、人畜排泄物、腐败动物尸体等混杂污染，暴发消化道传染病如胃肠炎、痢疾、霍乱、伤寒、肝炎等。局部疫源性传染病地区，水源污染后会产生疫源性传染病，如血吸虫病、钩端螺旋体病、疟疾、皮炎、脑炎或脑膜炎及其他寄生虫病等。

三、现场急救（录音 5-7）

录音 5-7 洪灾的现场急救

当洪水来临时，要保持镇定，根据不同的情况来处理。

（1）突然遭到洪水袭击时，要沉着冷静，并以最快速度安全转移。安全转移要先人员后财产，先老幼病残人员，后其他人员。切不可心存侥幸救捞财物而贻误避灾时机，造成不应有的人员伤亡。

（2）如果来不及转移，也不必惊慌，可向高处（如结实的楼房顶，大树上）转移，等候救援人员营救。

（3）被洪水围困，有通信条件的，可利用通信工具寻求救援；无通信条件的，要想办法向外界发出紧急求助信号，可制造烟火或来回挥动颜色鲜艳的衣物或集体同声呼救，不断向外界发出紧急求助信号；同时要寻找体积较大的漂浮物等，主动采取自救措施。

（4）为防止洪水涌入屋内，首先要堵住大门下面所有空隙。最好在门槛外侧放上沙袋，沙袋可用麻袋、草袋或布袋、塑料袋，里面塞满沙子、泥土、碎石。如果预料洪水还会上涨，那么底层窗槛外也要堆上沙袋。

（5）当住宅遭受洪水淹没或围困时，应迅速安排家人向屋顶转移，并想办法发出求救信号，条件允许时，可利用竹木等漂浮物转移到安全的地方。

（6）如果洪水不断上涨，应在楼上储备一些食物、饮用水、保暖衣物以及烧开水的用具。

（7）如果水灾严重，水位不断上涨，就必须自制木筏逃生。任何入水能浮的东西，如床板、箱子、柜、门板等，都可用来制作木筏。如果一时找不到绳子，可用床单、被单等撕开来代替。

（8）在爬上木筏之前，一定要试试木筏能否漂浮，收集食品、发信号用具（如哨子、手电筒、旗帜、鲜艳的床单）、划桨等是必不可少的。在离开房屋漂浮之前，要吃些食物，喝些热饮料，以增强体力。

（9）在离开家门之前，还要把煤气阀、电源总开关等关掉，时间允许的话，将贵重物品用毛毯卷好，收藏在楼上的柜子里。出门时最好把房门关好，以免家产随水漂走。

（10）发现高压线铁塔倾斜或者电线断头下垂时，一定要迅速远避，防止触电。

（11）对于因呛水或泥石流、房屋倒塌等导致的受伤人员，应立即清理其口、鼻、咽喉内的泥土及痰、血等，排除体内污水。对昏迷伤员，应将其平卧，头后仰，将舌头牵出，尽量保持呼吸道畅通，如有外伤应采取止血、包扎、固定等方法处理，然后转送医院急救。

四、易犯错误

洪水如猛兽，人盲目跳进洪水是十分危险的行为，千万不要轻易尝试。下面这些行为是非常危险的：

（1）试图游泳逃生。

（2）攀爬到带电的电线杆、铁塔。

（3）爬到不结实的泥坯房屋顶。

五、卫生防疫

被大水淹过的房屋和环境，由于会有多种细菌、病毒残留，因此，在入住前应分不同物品和不同环境进行消毒。

（1）房屋的消毒：应对房屋进行卫生打扫，清除房屋内外垃圾、家具表面污垢，并开窗通风，降低室内空气湿度。

（2）对被水淹过的餐具、茶具等食用器具，先清洗干净后，采用煮沸方式进行消毒，最好煮沸半小时以上；不耐高温的器具，可使用化学消毒剂浸泡消毒。

（3）对被水浸泡过的被褥、衣物等，可在水中加入消毒剂洗净后暴晒，干透后方可使用。

（4）在庭院、水沟以及其他潮湿之处，用生石灰或 30%的漂白粉加以消毒，喷洒的时候注意保护眼睛和皮肤，以免造成伤害。

第七节　火　灾

一、常识

火灾是最常见的一种灾害，它不受时间和空间限制，发生频率高，造成生命财产损失大。据公安部消防局官方微信公众号消息，2016 年，全国共接报火灾 31.2 万起，亡 1582 人，伤 1065 人，直接财产损失 37.2 亿元。

二、发生特点

1. 人为因素高

据统计，火灾发生原因众多，包括违章用火、用电、用气或用油，纵火，设备不良或故障，自燃和雷击或不明原因起火等。其中，人为因素占 82.1% ~85.3%，或更高。换言之，绝大部分的火灾仅仅是缺乏消防安全意识所致，是可避免或可预防的。

2. 群死群伤多

火灾事故伤亡率虽不算很高，但群死群伤时有发生，1994—2003 年间，造成 10 人以上死亡的火灾有 92 起，其中 1994 年 11 月辽宁阜新某舞厅火灾造成 233 人死亡，2000 年新疆克拉玛依市某宾馆火灾造成 325 人死亡，2000 年 12 月洛阳某舞厅发生特大火灾一次造成 309 人死亡，严重影响人民群众生命和财产安全，造成不可估量的损失。

3. 公众场合高发

公众聚集场所如商场、市场、宾馆、饭店、歌舞厅、电影院等是火灾的高发场所，劳动密集型企业及石油化工企业、易燃易爆等场所也是火灾的高发场所，且常造成群死群伤事件。

4. 有一定规律性

冬春季如从每年 11 月至次年 4 月是火灾的高发季节，夏季相对较少，白天多于晚上，但 18:00—20:00 是火灾伤亡的高发时段。

三、烟雾中的毒物

火场烟雾成分复杂多样，主要包括一氧化碳（CO）、二氧化碳（CO_2）、氰化氢、氯化氢、一氧化氮（NO）、二氧化氮（NO_2）、丙烯醛、溴化氢、氟化氢、甲醛、乙醛等有毒气体。大多数物质不完全燃烧均会产生 CO，而碳氧化合物燃烧均会产生 CO_2。建筑火灾中氰化氢主要来源于：聚合物如赛璐珞、聚氨基甲酸乙酯、合成橡胶、尼龙、硝化纤维及沥青等燃烧或热分解时均会产生小分子含氮化合物如氰化钙、卤化氰以及丙烯腈等热解时，天然含氮化合物如丝绸、羊毛类织物燃烧不全时产生。许多家用电器和由聚合物制成的装饰材料在高温下会热分解生成丙烯醛、乙醛、甲醛等。海绵的主要成分是聚氨酯，易燃，高温下会热解出 CO 和氢化物，氧气不足情况下会裂解产生二氨基甲苯、乙腈、丙烯腈和苯腈等有毒气体。

根据中毒机制，可将烟雾毒物分为以下 5 种类型：

（1）全身性毒物。重金属如锑、铅、汞、铜等；金属烟雾如铝、锑、钢、铁、镍、硒、银、锡、锌、镁的氧化物等。

（2）全身性窒息剂。包括一氧化碳、丙烯腈等，主要干扰氧的输送和传递，造成组织缺氧。

（3）单纯窒息剂。包括氮气、二氧化碳、甲烷等。

（4）气道刺激剂。包括氨气、氯化氢、氟化氢、丙烯醛及其他醛类、乙酸、氮氧化合物、二氧化硫等，这些气体会导致化学性气管炎、支气管炎、急性肺水肿、上气道阻塞或肺炎等。

（5）支气管平滑肌刺激剂。包括二氧化硫、异氰化物等。

四、伤亡特点

1. 烟雾吸入伤多见

在火灾过程中，大量烟雾和有毒气体产生，烟雾和毒性气体在火灾事故中对人造成的伤害最大，在建筑火灾中约 50% 以上的死亡人员是由于烟气中毒或中毒后烧伤致死的。研究发现，2000 年河南洛阳舞厅大火死亡的 309 人均由于吸入一氧化碳等毒性气体窒息而亡，幸存的 6 名伤者均是对房内进行了充分的密闭才得以存活。

2. 伤情复杂，救治困难

火灾事故中，可能由于火焰直接烧、烫伤，或高温灼伤，也可由于建筑物倒塌引起砸伤、切割伤、挤压伤及骨折等，大量吸入毒气中毒致死，船舶起火跳水会导致淹溺等。不仅如此，不少火灾受害者常是多种伤于一体，如烧伤、吸入性肺损伤、中毒、创伤等，救治极为困难。

五、现场自救与互救（录音 5-8，视频 5-13）

录音 5-8　火灾现场的自救与互救　　　视频 5-13　火灾现场的自救与互救

（1）首先不能惊慌失措，设法迅速拨打火警电话"119"。

（2）在火势不大的情况下，尽量向下而不是向上逃生。不要乘坐电梯，可以利用室内步行楼梯或者消防电梯。要当机立断披上浸湿的衣服或裹上湿毛毯、湿被褥勇敢地冲出去，但千万不要披塑料、尼龙、化纤衣物。

（3）在浓烟中避难逃生时，要尽量放低身体贴近地面，并用湿毛巾捂住嘴鼻尽快从安全出口离开，不要盲目跳楼，如安全通道或出口被阻，非要从窗户下楼不可，应迅速找到绳子或把床单撕成条状连起来，紧拴在门窗档和重物上，顺势滑下脱离险境。

（4）当被大火围困又没有其他办法可自救时，可用手电筒、醒目物品不停地发出呼救信号，以便消防队及时发现，组织营救。

（5）简单处理后，应尽快将患者送到附近医院进行进一步的抢救和处理。运送患者过程中，应注意监测生命体征，保持气道通畅。

第八节　车祸伤

一、常识

汽车在给人类带来诸多便利的同时，也让人们承受了极大的痛苦，道路交通意外已成为重要的公共健康问题，且有愈演愈烈的趋势。车祸是指机动车辆和自行车在运行中因各种原因致伤人体的意外灾害，称为交通事故，轻则擦伤、碰伤，重则常引起多器官受损的复合伤，如现场急救不及时残废死亡率很高。

中国是世界上交通事故死亡人数最多的国家之一。从 20 世纪 80 年代末中国交通事故年死亡人数首次超过 5 万人至今，中国（未包括港澳台地区）每年因交通事故死亡人数已经连续十余年居世界第一。截止到 2008 年，中国这一"冠军"头衔才终于让给了印度。

根据公安部交管局发布的数据，2011 年 8 月中国汽车保有量首次突破 1 亿辆大关，仅次于美国的 2.85 亿辆，位居世界第二，但是中国 1 亿辆汽车保有量中，包括近 2000 万辆三轮和四轮低速货车，也就是我们所说的农用车。扣除农用车后中国的汽车保有量大约为 7800 万辆，超过日本的 7000 万辆，仍然居世界第二。

然而数据显示，2011 年严格禁止酒驾后，在汽车保有量大约为 7800 万辆的中国，共发生道路交通事故 210 812 起，死亡人数高达 62 387。而在汽车保有量 7000 多万辆的日本，2011 年共发生 690 907 起交通事故，是中国的 3 倍，且受伤人数为 852 094 人，但是造成的死亡人数为 4611 人。汽车保有量 2.85 亿辆、大大超过我们的美国，车祸死亡人数为 4.2 万。因此我国在道路交通安全方面与这些国家还有相当大的差距，这种差距体现在许多方面，包括交通法规制定和执行力度、驾驶人员安全意识和道德素质、事故发生后的自救互救能力、社会的救援体系建设等，这些都能够预防和挽救交通事故带来的死亡威胁。希望政府、社会、个人能更多地关注道路交通安全，中国的道路交通安全建设任重而道远。

二、伤亡特点

1. 车祸造成的伤害

车祸造成的伤害大体可分为减速伤、撞击伤、碾挫伤、压榨伤及跌扑伤等，其中以减速伤、撞击伤为多。减速伤是由于车辆突然而强大的减速所致的伤害，如颅脑损伤、颈椎损伤、主动脉破裂、心脏和心包损伤及"方向盘胸"等。撞击伤多由机动车直接撞击所致。碾挫伤及压榨伤多由车辆碾压挫伤，或被变形车厢、车身和驾驶室同时挤压伤害而成。故其伤势重、变化快、死亡率高。

2. 年龄

年轻人是交通事故的重要受害人群,交通事故造成死亡者中,近 1/3 是 25 岁以下年轻人,交通事故是 15~19 岁人群死亡的首位原因,是 10~14 岁和 20~24 岁人群的第二位死因,也是 5~9 岁人群死亡的第三位死因。

3. 伤亡人群

据 WHO 统计分析,高收入国家伤亡者主要是小汽车驾驶者或其他乘坐四轮车者,而中低收入国家受伤亡者多为行人、骑自行车者、骑摩托车者,乘坐私人或公共运输工具者。

三、伤情特点

1. 受伤部位

由于发生交通事故时,受伤者所处的具体条件不同,伤情会有较大差异,总体来说,主要的受伤部位为脑部、下肢、上肢、胸部、面部、腹部、骨盆、脊柱、颈部伤等。我国某市一组连续 4 年共 12 257 例交通致命伤的受伤部位分析显示,颅脑损伤占 46.2%~57.9%,胸部外伤占 10.7%~16%,腹部外伤占 5.9%~12.9%,四肢骨盆伤占 1.9%~6.0%,多发伤占 14.4%~18.8%,其他伤占 4.7%~7.4%。另一组交通事故的大样本资料显示,死亡者中颅脑损伤高达 87.4%。

2. 受伤类型

最多见的是挫裂伤,其次为闭合性骨折、撕裂伤、压伤或挤压伤,其他包括开放性骨折、剥脱伤、穿孔伤、刺伤等。

(1)车内人员创伤:机动车驾驶员主要为骶骨骨折,可伴严重骨盆伤、胸部伤、脊柱伤和上肢伤、股骨骨折等,而前排乘员主要是颅面部损伤、锁骨或肱骨骨折等。

(2)摩托车驾员创伤:主要是颅脑损伤和四肢骨折,其他为软组织损伤等。

(3)骑自行车者创伤:由于自行车的车速较慢,冲击力不大,损伤较轻,多为软组织挫裂伤,少数伴有骨折。但如被汽车撞倒或从车上摔下,可能造成严重的颅脑损伤或骨折。

(4)行人车祸伤:行人在车祸中主要为小腿、头部、臀部受伤,其他如上肢伤、胸部伤、腰部伤、骨盆或脊柱伤等。

四、现场急救（录音 5-9，视频 5-14）

录音 5-9　车祸的现场急救　　　　视频 5-14　车祸的现场急救

1. 现场组织

临时组织救护小组，统一指挥，避免慌乱，要立即灭火或排除发生火灾的一切诱因，如熄灭发动机、关闭电源、搬开易燃物品，同时派人向急救中心呼救。指派人员负责保护肇事现场，维持秩序。开展自救互救，做好检伤分类，以便及时救护。

2. 谨慎移动伤者

不要随意移动伤员，若伤员正身处危险境地，如燃烧的汽车内、车辆较多的马路上，救助者应以不扭动伤员体位的方式，将伤员移到安全的地方。注意应该平行搬运。

3. 准确判断伤情

查看伤员的意识、呼吸、颈动脉搏动、骨折等情况，根据受伤情况采取相应的急救手段。

4. 正确处理昏迷者

如果伤员昏迷，应垫高其背部，使其头稍后仰并偏向一侧，及时清除口腔中的呕吐物，防止窒息。不要摇晃伤员头部。

5. 进行心肺复苏

对心跳、呼吸停止的伤员应尽快施行心肺复苏术。

6. 包扎止血防感染

用干净的衣物或手帕对伤口进行包扎及止血，保护伤口不受感染。

7. 冷静处理骨折伤

对伴有骨折的伤员进行骨折固定处理。

8. 创伤检查和处理

在完成上述处理后，有针对地检查创伤情况，以便及时有效地处理创伤。

（1）开放性气胸者，应立即封闭气胸创口，使之成为闭合性气胸，而后再处理闭合性气胸。

（2）如有出血，应用无菌纱布直接压迫止血，必要时可用止血带结扎止血，但应定时（1 小时）开放止血带约 5 分钟。

（3）如发现胸壁局部浮动（连枷胸，即多根多处肋骨骨折产生矛盾呼吸），应用宽胶布（胶带）固定胸壁。

（4）骨折者应保持原有骨折位置进行固定，可用小夹板或现场可找到的类似木板或木棍固定。如一侧下肢骨折时，也可将骨折下肢与另一侧下肢固定在一起，切勿将已成角的骨折拉直后再做固定，以免加重损伤或伤及邻近大血管或神经。

（5）如疑有脊椎（脊柱）骨折时，应在保持病人中轴线不变的情况下多人同步抬动，以免造成或加重脊髓损伤。

（6）其他开放性创伤者，快速清除创面较大的或可见的异物，简单消毒后，用无菌纱布包扎后等待后送。

（7）遇有肢体、耳或鼻尖断离者，在用无菌纱布包扎残端后，应同时将断肢（指）、断鼻或断耳等器官用无菌敷料包裹后一并送到医院，以利考虑再植。

（8）遇有腹腔脏器或肠子脱出者，宜用无菌碗或类似的清洁容器将脱出脏器扣在腹壁上，而后连同无菌碗一并包扎后送，原则上不宜将已脱出脏器送回腹腔，除非已有嵌顿或发生绞窄性缺血。

（9）发生脑脊液耳漏或鼻漏者，不宜用棉球堵塞，但可以擦除流出的液体（或血）。

（10）单纯性鼻出血者，可压迫鼻翼止血，或用棉球或凡士林纱条填塞止血。

（11）车祸后因车体变形导致受害者夹在车中无法动弹时，不应强行拉出，而应根据具体伤情，考虑切割车体后再整体抬出伤者，受挤压期间要做好生命体征的稳定和病人的心理抚慰工作；如发生钢条等异物贯穿肢体或躯体时，除非有充分的现场抢救设施及专科医务人员，原则上在现场不应拔出钢条等异物，而应连同有关异物一并送到医院手术处理。

（12）对昏倒在坐椅上的伤员，安放颈托后，可以将其颈及躯干一并固定在靠背上，然后拆卸坐椅，将椅子与伤员一起搬出。

（13）对抛离座位的危重、昏迷伤员，应原地上颈托，包扎伤口，再由数人按脊柱损伤的原则搬运伤员。动作要轻柔，腰臀部要托住，搬运者用力要整齐一致，平放在木板或担架上。

五、注意事项

现场急救后的伤员，应根据轻重缓急由急救车运送。运送伤员过程中，尽量保持车速均衡、平稳，切忌因有伤员而超速驾驶或违章驾驶，否则会事与愿违或好心办坏事，产生严重的运输意外。另外，多位伤员需运送时，应按先重后轻的原则分次或多车运送，千万不要现场拦车运送危重患者，否则由于其他车辆缺乏特殊抢救设备，伤员多半采用不正确半坐位、半卧位、歪侧卧位等而加重伤势，甚至死于途中。

第九节　踩踏事故

一、原因

案例：2015年新年前夜，上海外滩发生踩踏惨剧，现场致36人死亡，47人受伤，但有能力参加施救的人很少。发生踩踏事故，有复杂的管理因素和心理因素，也与安全教育、安全意识、自救措施和应急能力密切相关。

踩踏事故造成的两大主要死因：

1. 被压死

被压死其实是窒息死亡。当一个人仰卧，另一人压在其身上时，受压者就会觉得呼吸费力困难。当有3个人压在上面，就可能导致其胸廓无法运动，无法呼吸，最终窒息缺氧死亡。正如当一个人被活埋至颈部，即使头面部露在外面，口鼻、上呼吸道通畅，由于无法进行胸廓起伏呼吸运动，也会窒息死亡。

此类死亡者基本找不到明显外在伤口，也没有骨折、内脏器出血征象。上海踩踏事件幸存者表示曾有数分钟几乎无法呼吸的经历，也有人目击身边伤者脸色铁青而昏迷后再也没有醒来。

2. 被踩死

被踩死也就是踩踏造成的机械性损伤，例如骨折、外出血、腹腔脏器如肝脾破裂、肋骨骨折致心肺损伤等。例如有女性高跟鞋刺入腹腔，遭暴力踩踏颈部致颈椎及气道损伤，肋骨被折断后刺入心肺致心脏破裂、张力性血气胸等，均可能短时间致命。

踩踏致伤者外在大出血者很少，更多的是内出血。在上海踩踏事件中多位现场目击者描述，看到伤者大口吐血的情况，这应该就是肺出血的表现，说明伤情非常危重。大出血会导致休克，肺出血也会导致通气换气功能丧失，随时会出现心跳、呼吸停止而死亡。

二、现场急救

（一）不慎倒地时的救命姿势

（1）双手十指交叉相扣，护住后脑和颈部；双肘向前，护住头部。

（2）不慎倒地时，双膝尽量前屈，护住胸腔和腹腔重要脏器，侧躺在地。

（3）在拥挤的人群中，左手握拳，右手握住左手手腕，双肘撑开平放胸前，形成一定空间保证呼吸。

（二）急救方法

（1）踩踏事故发生后，立即报警，等待救援，同时开展自救互救，要镇定、别靠近、别绊倒、靠墙壁。

（2）在救治中，遵循先救重伤者、老人、儿童及妇女的原则。判断伤势的依据有：神志不清、呼之不应者伤势较重；脉搏急促而乏力者伤势较重；血压下降、瞳孔散大者伤势较重；有明显外伤，血流不止者伤势较重。

（3）对能爬起来自行走到一边的，大都是轻伤，可不作重点关注对象。当然，也应警惕这些伤者中可能有潜在的内脏损伤出血者。

（4）最严重的是昏迷失去反应的。此类伤者若无反应、无呼吸、无颈动脉搏动则为心脏骤停，需要即刻实施心肺复苏。由于伤者合并窒息缺氧因素，应该给予包括人工呼吸在内的标准心肺复苏。单纯胸外按压仅适用于日常生活中常见的心源性心脏骤停，对窒息因素导致的心脏骤停，效果不佳。

对于那些无反应但有呼吸脉搏者，虽然无需马上心肺复苏，但是他们随时可能出现心搏骤停，应保持气道通畅，密切观察呼吸脉搏，随时准备心肺复苏并等待救援。

（5）对于呼吸困难、神志淡漠、咯血的患者，存在严重内出血、休克、气道窒息风险，随时可能心跳、呼吸骤停，应保持气道通畅、下肢抬高的休克体位，必要时给予通气支持或心肺复苏。等待救援。鼓励安慰陪伴。

（6）对于神志清醒能喊叫但是活动障碍、肢体畸形体位的患者，切记不可随意搬动，以免颈椎、腰椎、肢体骨折部位二次损伤。等待救援。鼓励安慰陪伴。

现场急救应有所为、有所不为。最终的目的是减少死亡、减低损伤、抚慰伤者。希望有更多的人学习急救、用科学的急救知识，保障更多人的生命安全。

三、重在预防

（1）不在楼梯或狭窄通道嬉戏打闹；人多的时候不拥挤、不起哄、不制造紧张或恐慌气氛。

（2）尽量避免到拥挤的人群中，不得已时，尽量走在人流的边缘。

（3）发觉拥挤的人群向自己的方向走来时，应立即避到一旁，不要慌乱，不要奔跑，避免摔倒。

（4）顺着人流走，切不可逆着人流前进；否则，很容易被人群推倒。

（5）假如陷入拥挤的人流，一定要先站稳，身体不要倾斜失去重心，即使鞋子被踩掉，也不要弯腰捡鞋子或系鞋带。尽快抓住坚固可靠的东西慢慢走动或停住，待人群过去后再迅速离开现场。

（6）若不幸被人群挤倒后要设法靠近墙角，身体蜷成球状，双手在颈后紧扣以保护身体最脆弱的部位。

（7）在人群中走动，遇到台阶或楼梯时，尽量抓住扶手，防止摔倒。

（8）在拥挤的人群中，要时刻保持警惕，当发现有人情绪不对，或人群开始骚动时，要保护好自己和他人。

（9）在人群骚动时，注意脚下，千万不能被绊倒，避免自己成为拥挤踩踏事件的诱发因素。

（10）当发现自己前面有人突然绊倒了，要马上停下脚步，同时大声呼救，告知后面的人不要向前靠近；及时分流拥挤人群，组织有序疏散。

第十节　宠物咬伤

一、急救措施

被猫、狗抓伤或咬伤后，要立即处理伤口。首先在伤口上方扎止血带（可用手帕、绳索等代用），防止或减少病毒随血液流入全身。

（1）迅速用洁净的水或肥皂水对伤口进行流水清洗，彻底清洁伤口。对伤口不要包扎。

（2）迅速送往医院进行诊治，在 24 小时内注射狂犬病疫苗和破伤风抗毒素。

二、注意事项

孩子与狗、猫等宠物亲密接触时，要特别注意：
（1）不要突然惊吓动物，动物的应激反应会攻击。
（2）当狗在你身边闻气味儿时，不要惊慌，原地站住不动。
（3）当狗追你时，不要抬脚踢它。有效的办法是站住，假装弯腰捡石头打它。
（4）抚弄宠物时，手心向下，慢慢接近它。如手心向上，宠物会觉得你要打它。
（5）当你的身上有伤口时，不要和宠物亲昵，以防宠物的唾液污染伤口。喜欢养狗的小朋友要定期给宠物注射预防狂犬病的疫苗。

三、预防措施

（1）管理犬：家中尽量不养猫、狗之类的动物。家里养宠物应注意：
①注射减毒活疫苗。
②注册登记。
（2）伤后处理：
①彻底冲洗伤口。
②伤口周围涂擦消毒剂。
③局部注射狂犬病免疫血清。

④ 保持伤口开放。

⑤ 全程注射狂犬病疫苗：被咬伤当天及其后 3 天、7 天、14 天、30 天各肌内注射 2 mL 狂犬病疫苗，重者肌内注射 3 mL。

（3）对经常接触病犬、病猫者进行预防接种，分别于 1 天、7 天、21 天各肌内注射 2 mL 狂犬疫苗，以后每隔 1~3 年再加强免疫 1 次。

第六章 成人急症处理

第一节 发 热

一、常识

发热指致热原直接作用于体温调节中枢、体温中枢功能紊乱或各种原因引起的产热过多，散热减少，导致体温升高超过正常范围。

正常人体温一般为 36 ℃～37 ℃ 左右，正常体温在不同个体之间略有差异，且常受机体内、外因素的影响稍有波动。在 24 小时内下午体温较早晨稍高，剧烈运动、劳动或进餐后体温也可略升高，但一般波动范围不超过 1 ℃。妇女月经前及妊娠期体温略高于正常。老年人因代谢率偏低，体温相对低于青壮年。另外，在高温环境下体温也可稍升高。

二、原因

1. 感染性发热

各种病原体如病毒、细菌、支原体、立克次体、螺旋体、真菌、寄生虫等引起感染。

2. 非感染性发热

（1）无菌性坏死物质的吸收：如大手术后组织损伤、内出血、大血肿、大面积烧伤等。

（2）抗原—抗体反应：如风湿热、血清病、药物热、结缔组织病等。

（3）内分泌与代谢疾病：如甲状腺功能亢进、重度脱水等。

（4）皮肤散热减少：如广泛性皮炎、鱼鳞癣及慢性心力衰竭等引起发热，一般为低热。

（5）体温调节中枢功能失常：有些致热因素不通过内源性致热源而直接

损害体温调节中枢，使体温调定点上移后发出调节冲动，造成产热大于散热，体温升高，称为中枢性发热。常见于：

① 物理性：如中暑；

② 化学性：如重度安眠药中毒；

③ 机械性：如脑出血、脑震荡、颅骨骨折等。

（6）自主神经功能紊乱：自主神经功能紊乱，影响正常的体温调节过程，使产热大于散热，体温升高，多为低热，常伴有自主神经功能紊乱的其他表现，属功能性发热范畴。

三、程度

（1）按发热的高低可分为：低热，37.3 ℃ ~ 38 ℃；中等度热，38.1 ℃ ~ 39 ℃；高热，39.1 ℃ ~ 41 ℃；超高热，41 ℃ 以上。

（2）高热惊厥：以 6 个月至 4 岁小儿多见。小儿由于神经系统发育尚不完善，一旦突然高烧上了 39 ℃，就容易出现双眼上翻、紧咬牙关、全身痉挛甚至丧失意识的症状。

四、处理

1. 低中度发热

不急于解热。

2. 高热的处理

（1）物理降温：冷水或冰水袋冷敷、酒精擦浴、温水浴等。

① 用稍凉的毛巾（约 25 ℃）在额头、脸上擦拭。

② 将衣物解开，用温水（37 ℃ 左右）泡澡，可使皮肤的血管扩张，体热散出。每次泡澡约 10~15 分钟，约 4 ~ 6 小时一次。

③ 肛温 38 ℃ 以上者可使用冷水枕，以利用较低的温度作局部散热。

④ 用温水加上 70% 的酒精，以 1∶1 的比例稀释，稀释后的水温约为 37 ℃ ~ 40 ℃，再擦拭四肢及背部。

（2）药物降温。对高热或采用物理降温效果不明显者，可适当使用对乙酰氨基酚、布洛芬等退热剂。

（3）针对发热原因治疗。

（4）多喝温水，补足水分，预防脱水。

3. 小儿高热惊厥的急救（详见第七章）

五、注意事项

（1）卧床休息：发烧时请卧床休息，以利于体力恢复，早日康复。

（2）补充水分：发烧时体内水分的流失会加快，因此宜多饮用开水、果汁、不含酒精或咖啡因的饮料。

（3）避免穿过多的衣服或盖厚重的棉被，因为这会使身体不易散热，加重发烧的不适。

（4）定期服药：遵照医生嘱咐，定时定量服用药物。

第二节 高血压急诊

一、常识

高血压患者的血压在短时间内即数小时或数天急剧升高（一般超过 180/120 mmHg），同时伴有身体重要靶器官（脑、心、肾等）损伤的一种能危及生命的临床综合征，常见于高血压病和某些继发性高血压，这种疾病的发病率占高血压患者总数的 5% 左右。

二、原因

高血压病人由于情绪波动、过度疲劳等因素，脑循环自身调节失调，外周小动脉暂时性强烈痉挛，血压急剧增高，导致心、脑、肾等靶器官进行性损害。

三、判断

（1）有高血压病史，突然出现剧烈头痛、头晕、恶心、呕吐、心悸、烦躁不安、视力模糊、皮肤潮红、发热等症状，甚至昏迷、抽搐，也有出现心悸、呼吸困难、半身麻木、偏瘫、失语等症状。

（2）血压急剧上升，收缩压超过 180～200 mmHg 或舒张压超过 120～130 mmHg。

四、处理

以稳定病情，及时转送医院为基本目标。根据患者不同表现，进行相应急救：

（1）突然心悸气短，呈端坐呼吸状态，口唇发绀，肢体活动失灵，伴咯粉红泡沫样痰时，要考虑有急性左心衰竭，应吩咐病人双腿下垂，采取坐位，如备有氧气袋，及时吸入氧气，并迅速通知急救中心"120"。

（2）表现有恶心、呕吐、剧烈头痛、心慌，甚至视线模糊，安慰病人及家属别紧张，卧床休息，并及时服用降压药，还可另服利尿剂、镇静剂等。

（3）病人在劳累或兴奋后，出现心前区疼痛、胸闷，并延伸至颈部、左肩背或上肢，面色苍白、出冷汗，此时应叫病人安静休息，服一片硝酸甘油或吸入一支亚硝酸异戊酯吸入剂，备有氧气袋，及时吸入氧气。

（4）在劳累或兴奋后，发生心绞痛，心前区疼痛、胸闷，并延伸至颈部、左肩背或上肢，面色苍白、出冷汗，此时应叫病人安静休息，服一片硝酸甘油或一支亚硝酸异戊酯，并吸入氧气。

（5）病人剧烈头痛、伴恶心、呕吐外，甚至出现意识障碍或肢体瘫痪，此时要让病人平卧，头偏向一侧，以免剧烈呕吐时将呕吐物吸入气道，然后通知急救中心"120"。

（6）控制血压：院前的条件有限，时间短暂，可使用缓和的降压药品。使血压逐渐降低至 160/90 mmHg 上下，但血压降低不宜过快。可选择硝苯地平片舌下含服，硝酸甘油或硝普钠静脉滴注。

（7）严密监测意识、瞳孔、生命体征等变化，保持呼吸道通畅。

五、预防

（1）避免过度劳累及精神刺激等。
（2）遵医嘱长期服用降压药物，定期规律监测血压。

六、误区

误区一：高血压可以治愈，吃药一段时间后自行停药，自找偏方或中药。

原发性高血压是不能治愈的，只能长期服用药物来控制血压到理想范围，需要定期规律检查血压，不能随意停服降压药物。

误区二：出现高血压急诊情况后，患者及家属很恐慌，首先想到的就是立即搬动病人送医院。

高血压急诊出现应该首先就地进行处理，同时呼叫急救中心"120"。没有及时治疗和随意立即移动病人，很容易导致病情进一步加重，并影响预后及其他并发症出现，导致死亡。

第三节　晕　厥

一、常识

晕厥（syncope）亦称昏厥，是由于一时性广泛性脑供血不足所致的短暂意识丧失状态，发作时病人因肌张力消失不能保持正常姿势而倒地。一般为突然发作，迅速恢复，很少有后遗症。

二、原因及表现

1. 血管舒缩障碍

（1）单纯性晕厥（血管抑制性晕厥）：多见于年轻体弱女性，发作常有明显诱因（如疼痛、情绪紧张、恐惧、轻微出血、各种穿刺及小手术等），在天气闷热、空气污浊、疲劳、空腹、失眠及妊娠等情况下更易发生。晕厥前期有头晕、眩晕、恶心、上腹不适、面色苍白、肢体发软、坐立不安和焦虑等，持续数分钟继而突然意识丧失，常伴有血压下降、脉搏微弱，持续数秒或数分钟后可自然苏醒，无后遗症。发生机制是由于各种刺激通过迷走神经反射，引起短暂的血管床扩张，回心血量减少、心输出血量减少、血压下降导致脑供血不足所致。

（2）直立性低血压（体位性低血压）：表现为在体位骤变，主要由卧位或蹲位突然站起时发生晕厥。可见于：① 某些长期站立于固定位置及长期卧床者；② 服用某些药物，如氯丙嗪、胍乙啶、亚硝酸盐类等或交感神经切除术后病人；③ 某些全身性疾病，如脊髓空洞症、多发性神经根炎、脑动脉粥样硬化、急性传染病恢复期、慢性营养不良等。发生机制可能是由于下肢静脉张力低，血液蓄积于下肢（体位性）、周围血管扩张淤血（服用亚硝酸盐药物）

或血循环反射调节障碍等因素，使回心血量减少、心输出量减少、血压下降导致脑供血不足所致。

（3）颈动脉窦综合征：由于颈动脉窦附近病变，如局部动脉硬化、动脉炎、颈动脉窦周围淋巴结炎或淋巴结肿大、肿瘤以及瘢痕压迫或颈动脉窦受刺激，致迷走神经兴奋、心率减慢、心输出量减少、血压下降致脑供血不足。可表现为发作性晕厥或伴有抽搐。常见的诱因有用手压迫颈动脉窦、突然转头、衣领过紧等。

（4）排尿性晕厥：多见于青年男性，在排尿中或排尿结束时发作，持续约 1 ~ 2 分钟，自行苏醒，无后遗症。机制可能为综合性的，包括自身自主神经不稳定，体位骤变（夜间起床），排尿时屏气动作或通过迷走神经反射致心输出量减少、血压下降、脑缺血。

（5）咳嗽性晕厥：见于患慢性肺部疾病者，剧烈咳嗽后发生。机制可能是剧咳时胸腔内压力增加，静脉血回流受阻，心输出量降低、血压下降、脑缺血所致，亦有认为剧烈咳嗽时脑脊液压力迅速升高，对大脑产生震荡作用所致。

（6）其他因素：如剧烈疼痛、下腔静脉综合征（晚期妊娠和腹腔巨大肿物压迫）、食管、纵隔疾病、胸腔疾病、胆绞痛、支气管镜检时由于血管舒缩功能障碍或迷走神经兴奋，引致发作晕厥。

2. 心源性晕厥

由于心脏病心排血量突然减少或心脏停搏，导致脑组织缺氧而发生。最严重的为 Adams-Stokes 综合征，主要表现是在心搏停止 5 ~ 10 秒出现晕厥，停搏 15 秒以上可出现抽搐，偶有大小便失禁。

3. 脑源性晕厥

脑源性晕厥是脑部血管或主要供应脑部血液的血管发生循环障碍，导致一时性广泛性脑供血不足所致。如脑动脉硬化引起血管腔变窄，高血压病引起脑动脉痉挛，偏头痛及颈椎病时基底动脉舒缩障碍，各种原因所致的脑动脉微栓塞、动脉炎等病变均可出现晕厥。其中短暂性脑缺血发作可表现为多种神经功能障碍症状。由于损害的血管不同而表现多样化，如偏瘫、肢体麻木、语言障碍等。

4. 血液成分异常

（1）低血糖综合征：是由于血糖低而影响大脑的能量供应所致，表现为头晕、乏力、饥饿感、恶心、出汗、震颤、神志恍惚、晕厥甚至昏迷。

（2）通气过度综合征：是由于情绪紧张或癔症发作时，呼吸急促、通气过度，二氧化碳排出增加，导致呼吸性碱中毒、脑部毛细血管收缩、脑缺氧，表现为头晕、乏力、颜面四肢针刺感，并因可伴有血钙降低而发生手足搐搦。

（3）重症贫血：是由于血氧低下而在用力时发生晕厥。

（4）高原晕厥：是由于短暂缺氧所引起的。

三、急救（视频 6-1）

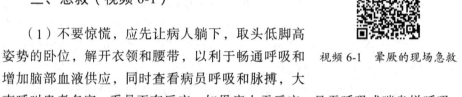

（1）不要惊慌，应先让病人躺下，取头低脚高姿势的卧位，解开衣领和腰带，以利于畅通呼吸和增加脑部血液供应，同时查看病员呼吸和脉搏，大声呼叫患者名字，看是否有反应。如果病人无反应，且无呼吸或喘息样呼吸、大动脉搏动消失，立即施行心肺复苏。同时呼叫急救中心"120"。注意保暖和安静。

视频 6-1 晕厥的现场急救

（2）呼叫患者有反应，呼吸及大动脉搏动均存在，针刺或用手指掐人中、内关穴（掌面腕上横纹上 2 寸的两筋间），同时喂服热茶或糖水。一般经过以上处理，病人很快恢复知觉。

（3）查明病因，病人脉搏低于 40 次/分或高于 100 次/分，则可能是心脑血管疾病所致，应经过现场处理后，立即呼叫急救中心"120"。

（4）晕厥好转后不要急于站起，以免再次晕厥。必要时由家人扶着慢慢起来。

四、预防

（1）避免情绪紧张、疼痛、过度疲劳、空腹及在通风不良的环境中等。

（2）加强体质锻炼有助于预防晕厥的发生。

（3）为防止直立性晕厥（直立性晕厥发生在人们快速坐起或站立时），睡眠时可将枕头抬高，以利于晨起时血压调节，坐起或站立动作宜缓慢，防止脑部血液突然快速流向躯干而出现脑部暂时缺血缺氧。

（4）为防排尿性晕厥（多见于老年人，这是由于过度紧张时，回心血量减少），平时不要储尿过久，尽量避免站立排小便。

（5）有心脑血管疾病的积极治疗原发疾病。

五、误区

误区：随意搬动晕倒者。

突然晕倒可能是贫血、血糖低，也可能是脑出血、心脏不适。这时，在情况不明的时候不要随意摇晃、扶起、搬动病人。应观察患者的面色，查看脉搏和呼吸，同时大声呼叫患者名字，看是否有反应。

第四节　抽搐与惊厥

一、常识

抽搐是指全身或局部成群骨骼肌非自主地抽动或强烈收缩，常可引起关节运动和强直。当肌群收缩表现为强直性和阵挛性时，称为惊厥。惊厥表现的抽搐一般为全身性、对称性、伴有或不伴有意识丧失。

二、原因

抽搐与惊厥的病因可分为特发性与症状性。特发性常由先天性脑部不稳定状态所致。症状性病因有：

1. 脑部疾病

（1）感染：如脑炎、脑膜炎、脑脓肿、脑结核瘤、脑灰质炎等。

（2）外伤：如产伤、颅脑外伤等。

（3）肿瘤：包括原发性肿瘤、脑转移瘤。

（4）血管疾病：如脑出血、蛛网膜下腔出血、高血压脑病、脑栓塞、脑血栓形成、脑缺氧等。

（5）寄生虫病：如脑型疟疾、脑血吸虫病、脑包虫病、脑囊虫病等。

（6）其他：① 先天性脑发育障碍；② 原因未明的大脑变性，如结节性硬化、播散性硬化、核黄疸（mlclear icterus）等。

2. 全身性疾病

（1）感染：如急性胃肠炎、中毒型菌痢、链球菌败血症、中耳炎、百日咳、狂犬病、破伤风等。小儿高热惊厥主要由急性感染所致。

（2）中毒：① 内源性，如尿毒症、肝性脑病；② 外源性，如酒精、苯、铅、砷、汞、氯喹、阿托品、樟脑、白果、有机磷等中毒。

（3）心血管疾病：高血压脑病或 Adams-Stokes 综合征等。

（4）代谢障碍：如低血糖、低钙及低镁血症、急性间歇性血卟啉病、子痫、维生素 B6 缺乏等。其中低血钙可表现为典型的手足搐搦症。

（5）风湿病：如系统性红斑狼疮、脑血管炎等。

（6）其他：如突然撤停安眠药、抗癫痫药，还可见于热射病、溺水、窒息、触电等。

3. 神经症

如癔症性抽搐和惊厥。

此外，尚有一重要类型，即小儿惊厥（部分为特发性，部分由于脑损害引起），高热惊厥多见于小儿。

三、处理

（1）保持环境安静，做好心理护理，消除病人恐惧心理；将旁观者疏散，保证患者周边有一定空间，移开有可能危及患者的物体。

（2）保护患者，避免受伤，发作时立即扶其躺下，注意保护病人的头和四肢，摘下眼镜、脱下可活动的义齿，防止受伤及误咽；解开衣领、腰带，用缠有纱布的压舌板放于上、下牙齿之间，防止舌咬伤；勿强力按压抽搐的肢体，防止骨折、脱臼；安好床挡，防止坠床。

（3）保持气道通畅、吸氧。对昏迷病人应头偏向一侧或侧卧，及时吸除气道分泌物，防止吸入性肺炎或窒息，并给予吸氧。

（4）应严密观察病人的生命体征特别是神志、瞳孔变化；注意观察病人的抽搐部位及持续时间，并详细记录。

（5）针刺人中穴或用手指重按人中穴，有时也可起到止痉的效果。

（6）任何抽搐的病人经现场救护后都应查找病因及进行系统的治疗，呼叫急救中心"120"。

四、预防

（1）有发作史者应查明原因，对症彻底治疗。

（2）常反复发作者，不论在家内或外出应有人照料，不要单独行动。

（3）原发疾病的治疗。

五、误区

误区：不重视抽搐与惊厥的原发病治疗，简单认为只要抽搐与惊厥症状控制后就算疾病治愈。

第五节　呼吸困难

一、常识

呼吸困难（dyspnea）是指患者主观感到空气不足、呼吸费力，客观上表现呼吸运动用力，严重时可出现张口呼吸、鼻翼扇动、端坐呼吸、甚至发绀、呼吸辅助肌参与呼吸运动，并且可有呼吸频率、深度、节律的改变。呼吸困难是急诊常见的急症，具有发病急、病情变化快的特点，如不能及时正确地诊断和治疗，会危及生命。

二、病因

引起呼吸困难的原因繁多，主要为呼吸系统和心血管系统疾病。

1. 呼吸系统疾病

常见于：① 气道阻塞：如喉、气管、支气管的炎症、水肿、肿瘤或异物所致的狭窄或阻塞及支气管哮喘、慢性阻塞性肺疾病等；② 肺部疾病：如肺炎、肺脓肿、肺结核、肺不张、肺淤血、肺水肿、弥漫性肺间质疾病、细支气管肺泡癌等；③ 胸壁、胸廓、胸腔疾病：如胸壁炎症、严重胸廓畸形、胸腔积液、自发性气胸、广泛胸膜粘连、结核、外伤等；④ 神经肌肉疾病：如脊髓灰质炎病变累及颈髓、急性多发性神经根神经炎和重症肌无力累及呼吸肌，药物导致呼吸肌麻痹等；⑤ 膈运动障碍：如膈麻痹、大量腹腔积液、腹腔巨大肿瘤、胃扩张和妊娠末期。

2. 循环系统疾病

常见于各种原因所致的左心和/或右心衰竭、心包压塞、肺栓塞和原发性肺动脉高压等。

3. 中毒

各种中毒所致,如糖尿病酮症酸中毒、吗啡类药物中毒、有机磷杀虫药中毒、氢化物中毒、亚硝酸盐中毒和急性一氧化碳中毒等。

4. 神经精神性疾病

脑出血、脑外伤、脑肿瘤、脑炎、脑膜炎、脑脓肿等颅脑疾病引起呼吸中枢功能障碍和精神因素所致的呼吸困难,如癔症等。

5. 血液病

常见于重度贫血、高铁血红蛋白血症、硫化血红蛋白血症等。

三、判断

1. 吸气性呼吸困难

主要特点表现为吸气显著费力,严重者吸气时可见"三凹征"(three depression sign),表现为胸骨上窝、锁骨上窝和肋间隙明显凹陷,此时亦可伴有干咳及高调吸气性喉鸣。三凹征的出现主要是由于呼吸肌极度用力,胸腔负压增加。常见于喉部、气管、大支气管的狭窄与阻塞。

2. 呼气性呼吸困难

主要特点表现为呼气费力、呼气缓慢、呼吸时间明显延长,常伴有呼气期哮鸣音。主要是由于肺泡弹性减弱和(或)小支气管的痉挛或炎症所致。常见于慢性支气管炎(喘息型)、慢性阻塞性肺气肿、支气管哮喘、弥漫性泛细支气管炎等。

3. 混合性呼吸困难

主要表现为吸气期及呼气期均感呼吸费力,呼吸频率增快、深度变浅,可伴有呼吸音异常或病理性呼吸音。主要是由于肺或胸腔病变使肺呼吸面积减少导致换气功能障碍所致。常见于重症肺炎、重症肺结核、大面积肺栓塞(梗死)、弥漫性肺间质疾病、大量胸腔积液、气胸、广泛性胸膜增厚等。

四、呼吸困难分度

一度:安静时无呼吸困难,活动时出现。

二度：安静时有轻度呼吸困难，活动时加重，但不影响睡眠和进食，无明显缺氧。

三度：明显吸入性呼吸困难，喉鸣音重，三凹征（肋骨间、胸骨、锁骨上的软组织内陷，像抽走空气的皮球一样）明显，缺氧和烦躁不安，不能入睡。

四度：呼吸极度困难，严重缺氧和二氧化碳增多，嘴唇苍白或发绀、血压下降、大小便失禁、脉细弱，进而昏迷、心力衰竭，直至死亡。

五、处理（录音 6-1）

（1）保持环境安静，做好心理护理，消除病人恐惧心理，问病史。

（2）将病人放置在通风的地方，解开领带、衣扣等，保持半坐体位，使呼

录音 6-1　呼吸困难的症状和紧急处理

吸道通畅，备有氨茶碱及祛痰药的可以服用，但不要用镇静剂以免发生危险，备有氧气袋的可吸氧，呼吸困难一般可以改善。

（3）如病人神志清醒，可取半坐卧位或坐位；有心脏病而感到呼吸困难的人，应同时让病人双下肢下垂。

（4）密切观察病人的生命体征，由于急性呼吸困难多由严重的心、肺疾病引起，故应将病情向家属交代后，呼叫急救中心"120"，尽快安全护送病人去医院抢救。

六、预防

（1）平时注意提高身体免疫力，注意预防感染和感冒，多喝水，多锻炼身体。

（2）尽早发现、积极治疗心肺疾病。

（3）支气管哮喘病人需要随身常备应急药物沙丁胺醇气雾剂或特布他林气雾剂。

七、误区

误区：只要是出现呼吸困难的都认为输入氧气流量越大越好。

如果是伴有 CO_2 潴留的呼吸困难，输入高流量氧气的话，会抑制呼吸中枢，加重 CO_2 潴留，应该给予持续低流量输氧。

第六节　急性腹痛
（录音 6-2）

一、常识

急性腹痛（Acute Abdominalgia）是急诊患者最常见的情况之一。急性腹痛的特点是起病急骤、病因复杂、病情严重程度不一。以腹痛主诉者占急诊就诊总量的近 10%。这些病人中，可能为致

录音 6-2　急性腹痛的判断和处理

命性疾病引起的腹痛，也可为一般功能性或自限性疼痛，尽管有 30%～40%以上的腹痛一时无法确定病因，但急诊或现场救治时主要是识别致命疾病所致腹痛或外科急腹症，以利及时处理。有些腹痛如果诊断不及时或处理不当将产生严重后果，甚至可能危及患者生命，因此对突然发生的腹痛千万不要掉以轻心。

二、原因

（1）腹腔器官急性炎症：如急性胃炎、急性肠炎、急性胰腺炎、急性出血坏死性肠炎、急性胆囊炎、急性阑尾炎等。

（2）空腔脏器阻塞或扩张：如肠梗阻、肠套叠、胆道结石、胆道蛔虫症、泌尿系统结石梗阻等。

（3）脏器扭转或破裂：如肠扭转、肠绞窄、胃肠穿孔、肠系膜或大网膜扭转、卵巢扭转、肝破裂、脾破裂，异位妊娠破裂等。

（4）腹膜炎症：多由胃肠穿孔引起，少部分为自发性腹膜炎。

（5）腹腔内血管阻塞：如缺血性肠病、夹层腹主动脉瘤和门静脉血栓形成。

（6）腹壁疾病：如腹壁挫伤、脓肿及腹壁皮肤带状疱疹。

（7）胸腔疾病所致的腹部牵涉性痛：如肺炎、肺梗死、心绞痛、心肌梗死、急性心包炎、胸膜炎、食管裂孔疝、胸椎结核。

（8）全身性疾病所致：如腹型过敏性紫癜、糖尿病酸中毒、尿毒症、铅中毒、血卟啉病等。

三、判断

（1）腹痛部位。腹痛部位一般多为病变所在部位。如胃、十二指肠和胰

腺疾病，疼痛多在中上腹部；胆囊炎、胆石症、肝脓肿等疼痛多在右上腹部；急性阑尾炎疼痛在右下腹 McBurney 点；小肠疾病疼痛多在脐部或脐周；结肠疾病疼痛多在下腹或左下腹部；膀胱炎、盆腔炎及异位妊娠破裂，疼痛亦在下腹部。弥漫性或部位不定的疼痛见于急性弥漫性腹膜炎、机械性肠梗阻、急性出血坏死性肠炎、血卟啉病、铅中毒、腹型过敏性紫癜等。

（2）腹痛性质和程度。突发的中上腹剧烈刀割样痛、烧灼样痛，多为胃、十二指肠溃疡穿孔；中上腹持续性隐痛多考虑慢性胃炎及胃、十二指肠溃疡；上腹部持续性钝痛或刀割样疼痛呈阵发性加剧多为急性胰腺炎；胆石症或泌尿系统结石常为阵发性绞痛，相当剧烈，致使病人辗转不安；阵发性剑突下钻顶样疼痛是胆道蛔虫症的典型表现；持续性、广泛性剧烈腹痛伴腹壁肌紧张或板样强直，提示为急性弥漫性腹膜炎。其中隐痛或钝痛多为内脏性疼痛，多由胃肠张力变化或轻度炎症引起，胀痛可能为实质脏器包膜牵张所致。

（3）诱发因素胆囊炎或胆石症发作前常有进油腻食物史，急性胰腺炎发作前则常有酗酒、暴饮暴食史，部分机械性肠梗阻多与腹部手术有关，腹部受暴力作用引起的剧痛并有休克者，可能是肝、脾破裂所致。

（4）发作时间。餐后痛可能由于胆胰疾病、胃部肿瘤或消化不良所致，周期性、节律性上腹痛见于胃、十二指肠溃疡，子宫内膜异位者腹痛与月经来潮相关，卵泡破裂者发作在月经间期。

（5）与体位的关系。某些体位可使腹痛加剧或减轻，有可能成为诊断的线索。如胃黏膜脱垂病人左侧卧位可使疼痛减轻，十二指肠壅滞症患者膝胸或俯卧位可使腹痛及呕吐等症状缓解，胰体癌患者仰卧位时疼痛明显，而前倾位或俯卧位时减轻，反流性食管炎患者烧灼痛在躯体前屈时明显，直立位时减轻。

四、伴随症状

（1）腹痛伴发热、寒战，提示有炎症存在，见于急性胆道感染、胆囊炎、肝脓肿、腹腔脓肿，也可见于腹腔外感染性疾病。

（2）腹痛伴黄疸可能与肝胆胰疾病有关。急性溶血性贫血也可出现腹痛与黄疸。

（3）腹痛伴休克，同时有贫血者可能是腹腔脏器破裂（如肝、脾或异位妊娠破裂）；无贫血者则见于胃肠穿孔、绞窄性肠梗阻、肠扭转、急性出血坏死性胰腺炎等。腹腔外疾病如心肌梗死、肺炎也可有腹痛与休克，应特别警惕。

（4）腹痛伴呕吐、反酸、腹泻，提示食管、胃肠病变，呕吐量大提示胃肠道梗阻；伴反酸、嗳气者提示胃十二指肠溃疡或胃炎；伴腹泻者提示消化吸收障碍或肠道炎症、溃疡或肿瘤。

（5）腹痛伴血尿可能为泌尿系疾病（如泌尿系结石）所致。

五、分度

1. 即刻致命性腹痛

即刻致命性腹痛是指在短时间内可能对患者构成生命威胁的腹痛。这类患者表面上是腹痛，但其实不是腹部疾病所引起，而是心血管疾病导致，故也称为心血管性腹痛，其代表性的疾病是严重的冠状动脉综合征特别是其中的急性心肌梗死，此外还有主动脉夹层和严重的肺梗死等。这类腹痛的患者有可能突然发生心搏骤停（通常是心室颤动），进而可能导致猝死。

2. 延误致命性腹痛

这类腹痛虽然起病急骤，病情发展快，但在短时间内（通常为数小时）不至于危及患者生命，但是患者必须尽快到医院才能得到正确的诊断和治疗，诊断延误将会给患者带来严重危害。常见代表疾病为急腹症等。这类疾病的患者得到的治疗越早效果越好，治疗越晚，病情可能急转直下，甚至失控，从而导致患者死亡。

急腹症（Acute Abdomen）是以腹部脏器为主要病变所在的、临床需要紧急救治、特别是外科紧急救治的急性疾病群。该类疾病在严重的腹痛疾病中所占比例较大，其特点是起病急，发病率较高，常见病多，病死率高。文献报道该病占综合医院患者构成比 5%～10%，约占急诊的 10%～25%，综合病死率 0.5%～5%。其中应特别警惕危重型急腹症，其主要代表疾病有急性出血坏死性胰腺炎、急性化脓性胆管炎、腹腔出血（腹腔肿瘤及腹主动脉瘤破裂、外伤性肝脾破裂等）、全小肠扭转等。此类患者起病急骤，来势凶猛、病情变化快、死亡率高，有时尚未明确诊断患者就已死亡。

3. 一般性腹痛

一般性腹痛是指除上述两种情况外的腹痛，其疾病在相当一段时间内基本上不会对患者构成生命威胁。

六、处理（录音 6-3）

询问病史及必要的检查对腹痛类型进行快速判断。根据院前急救的特殊性将其分为即刻致命性腹痛、延误致命性腹痛和一般性腹痛。对于不同的腹痛类型进行不同的急救措施。

1. 即刻致命性腹痛

患者应立即就地休息，采取舒适的体位

录音 6-3　急性腹痛的紧急处理

（可以采取卧位、半卧位或坐位），尽量放松全身，并避免精神紧张和恐惧。同时立即呼叫急救中心"120"，经过现场急救，然后在心电监护下才能去医院。救护车到来之前可测量血压及脉搏，血压不低于平时者可服用硝酸甘油类药物。注意：患者千万不要自己去医院，这是由于在突发心脏病的情况下，患者随时可能发生恶性心律失常而导致猝死，故任何增加心脏负担的因素都可能使病情恶化，既往已经多次发生过这样的悲剧。

2. 延误致命性腹痛

患者应立即就地休息，采取舒适的体位（可以采取卧位、半卧位或坐位），尽量放松全身，并避免精神紧张和恐惧。密切观察患者生命体征，同时立即呼叫急救中心"120"，尽量避免时间的延误。有时可以酌情采用对症治疗如解痉、补液、针刺、热敷等措施缓解患者症状，减轻患者痛苦，在没有确诊之前要避免应用作用强的止痛药（如吗啡、哌替啶等），以免掩盖病情，延误诊断。

3. 一般性腹痛

一般性腹痛患者是否去医院、是否呼叫急救中心"120"，要看具体情况。

七、注意事项

（1）腹痛伴发热往往提示有感染，应及时、适量应用抗生素。

（2）腹痛剧烈而病因尚未查清前，慎用止痛剂，忌用吗啡、哌替啶之类药物。

（3）外科疾病忌用泻剂、刺激肠蠕动药物和灌肠，以免疼痛加剧和病情恶化。

（4）对于慢性间歇性发作的腹痛，不能掉以轻心。

（5）不能缓解，持续或剧烈的腹痛应住院查清病因及时治哌疗。

八、预防

（1）注意饮食卫生，勿暴饮暴食，节制饮酒及冷饮，饱食后不宜立即开始激烈活动，不吃不易消化或腐败变质食物。

（2）胆石症、胆囊炎患者应注意饮食清淡，少食肥甘厚味食物，注意保暖，调节情绪。

（3）对于消化性溃疡、慢性胃炎、结肠炎应积极治疗，防止病情发展为急腹症。

（4）对于患有高血压、冠心病的病人，注意原发病积极治疗，注意随身常备硝酸甘油类等药物。

九、误区

误区一：认为腹痛"不就是肚子痛嘛""吃坏东西了""凉着肚子"了没啥大惊小怪的，"忍一忍，揉一揉"，热敷下就过去了。

其实急性腹痛发病急、变化快、病因复杂隐匿等，需要高度重视腹痛患者，认真询问病史及做好相关检查，及时排除即刻致命性腹痛和延误致命性腹痛。疏忽大意甚至会导致患者生命丧失。

误区二：认为腹痛就是腹部的疾病，所以有些人因腹痛进了医院，医生因为开了心电图、腹部 CT 等检查，病人及家属拒绝检查，还要骂医生"乱开检查，没医德"。

其实，腹痛是急诊科最常见的，也是最复杂的一种临床症状，老年人腹痛有时不是腹部疾病所引起，而是心血管疾病导致，故也称为心血管性腹痛，其代表性的疾病是严重的冠状动脉综合征特别是其中的急性心肌梗死，此外还有主动脉夹层和严重的肺梗死等。这类腹痛的患者有可能突然发生心搏骤停（通常是心室颤动），进而可能导致猝死。

第七节　流鼻血

一、常识

可由鼻部疾病引起，也可由全身疾病所致。鼻出血多为单侧，少数情况下可出现双侧鼻出血；出血量多少不一，轻者仅为涕中带血，重者可引起失血性休克，反复鼻出血可导致贫血。

二、原因

1. 局部原因

（1）鼻部损伤：

① 机械性创伤：如车祸、跌伤、拳击伤及挖鼻等，是引起鼻出血的常见原因。

② 气压性损伤：在高空飞行、潜水过程中，如果鼻窦内外的气压差突然变化过大，会使鼻腔鼻窦内黏膜血管扩张破裂出血。

③ 放疗性损伤：头颈部放疗期间及放疗后，鼻黏膜发生充血水肿，或上皮脱落，也可出现鼻出血。

（2）鼻中隔偏曲，多发生在骨嵴或骨棘（矩状突）附近或鼻中隔偏曲的凸面，该处黏膜较薄，空气气流的流向在此处发生改变，故黏膜变得干燥，以致血管破裂出血。存在鼻中隔穿孔的患者，由于穿孔边缘的黏膜干燥、糜烂及干痂脱落，可引起反复鼻出血。

（3）鼻部炎症：

① 鼻部非特异性炎症：急性鼻窦炎、干燥性鼻炎、萎缩性鼻炎等易引起鼻出血，出血量一般不多。

② 鼻部特异性感染：结核、狼疮、梅毒、麻风和白喉等特异性感染，因有黏膜糜烂、溃疡、肉芽、鼻中隔穿孔可引起鼻出血。

（4）鼻腔、鼻窦及鼻咽部肿瘤。其中最易发生鼻出血者为鼻中隔血管瘤、鼻咽纤维血管瘤、出血性鼻息肉和鼻腔鼻窦恶性肿瘤。少量鼻出血或涕中带血是恶性肿瘤的早期主要症状之一。

（5）鼻腔异物，常见于儿童，多为单侧鼻出血，因鼻腔异物长期存留于鼻腔内，可致鼻腔黏膜糜烂出血。动物性鼻腔异物，如水蛭等，可引起反复大量鼻出血。

2. 全身原因

（1）出血性疾病及血液病：

① 血管壁结构和功能缺陷性疾病：如遗传性出血性毛细血管扩张症、维生素 C 缺乏症、过敏性紫癜、药物性血管性紫癜、感染性血管性紫癜、血管

性假血友病等。

② 血小板数量或机能障碍性疾病：如原发性血小板减少性紫癜、各种原因引起的继发性血小板减少等。

③ 凝血因子障碍性疾病：如各型血友病、维生素 K 缺乏症等。

④ 血液的自身抗凝作用过强：如抗凝剂使用不当、血循环中存在抗纤维蛋白原等抗凝物质，或纤维蛋白溶解过度或加快，如弥散性血管内凝血等。

（2）急性发热性传染病，如上感、流感、出血热、猩红热、疟疾、麻疹及伤寒等。多因高热、血管发生中毒性损害，鼻黏膜充血、肿胀及干燥，以致毛细血管破裂出血。一般情况下出血量较少，多发生于发热期，且出血部位多位于鼻腔前部。

（3）心血管系统疾病：

① 高血压和动脉硬化：高血压和动脉硬化是中老年人鼻出血的重要原因，血管硬化是其病理基础。血压增高，特别是在便秘、用力过猛或情绪激动时，可使鼻血管破裂，造成鼻出血。另外，打喷嚏、用力咳嗽、猛力的经鼻呼吸或鼻腔按摩，也是鼻出血反复和难以控制的因素。

② 静脉压增高：肺气肿、肺源性心脏病、二尖瓣狭窄、颈部或纵隔占位性病变等疾病，可致上腔静脉高压，这些患者的鼻腔及鼻咽静脉常怒张淤血，当患者剧烈咳嗽或其他诱因，血管则可破裂出血，出血部位多位于后鼻孔处的鼻咽静脉丛分布区。

（4）其他全身性疾病：妊娠、绝经前期、绝经期均可引起鼻出血，可能与毛细血管脆性增加有关。严重肝病患者可因肝脏合成凝血因子障碍引起鼻出血。尿毒症也可引起鼻出血。鼻出血可以是风湿热的早期表现之一。

三、判断

（1）多数鼻出血为单侧，亦可为双侧；可间歇反复出血，亦可呈持续性出血。

（2）出血量多少不一，轻者涕中带血、数滴或数毫升，重者可达几十毫升甚至数百毫升以上，导致失血性休克。反复出血可引发贫血。少数少量出血可自止或自行压迫后停止。

（3）出血部位多数发生于鼻中隔前下部的易出血区，有时可见喷射性或搏动性小动脉出血，少年儿童、青年人鼻出血多发生于此区。

（4）中老年人的鼻出血，常常与高血压和动脉硬化有关，出血部位多见于鼻腔后部，位于下鼻甲后端附近的吴氏鼻—鼻咽静脉丛及鼻中隔后部的动脉。此部位出血一般较为凶猛，不易止血，出血常迅速流入咽部，从口中吐出。

（5）局部疾患引起的鼻出血多发生于一侧鼻腔，而全身疾病引起者，可能两侧鼻腔交替或同时出血。

四、分度

轻度：涕中带血、数滴或数毫升。
中度：鼻出血量为：50 ~ 500 mL。
重度：鼻出血量大于 500 mL。

五、处理（录音 6-4，视频 6-2）

录音 6-4　鼻出血的处理　　　视频 6-2　鼻出血的处理

（1）首先对紧张、恐惧的患者和家属进行安慰，使之镇静，以免患者因精神因素引起血压升高，使出血加剧，并及时测血压、脉搏。

（2）指压法：患者可用手指捏紧双侧鼻翼或将出血侧鼻翼压向鼻中隔 10 ~ 15 分钟，也可用手指横行按压上唇部位，同时冷敷前额和后颈部。此方法适用于出血少量且出血在鼻腔前部的患者。

（3）局部止血药物：应用棉片浸以 1%麻黄碱、1‰肾上腺素、3%过氧化氢溶液或凝血酶，紧塞鼻腔数分钟至数小时，可达到止血的目的。

（4）对于出血量多的病人，经过以上处理鼻出血不能停止，立即呼叫急救中心"120"。

六、预防

（1）保持房间的安静、清洁，温度要适宜。室内保持空气清新，适当开窗通风换气，温度宜保持在 18 ℃ ~ 20 ℃。空气过于干燥可诱发鼻腔出血，所以空气湿度应≥60%。

（2）老人平日活动时动作要慢，勿用力擤鼻，对症止咳。

（3）饮食要进一些易消化软食，多吃水果蔬菜，忌辛辣刺激饮食，并保持大便通畅，便秘者可给予缓泻剂。

（4）老年性鼻出血患者多伴有高血压、冠心病、支气管炎等，应定期防治原发病，必须针对病因进行相应的治疗，尤其是高血压病患者，必须尽快将血压控制到正常或接近正常的水平，观察病情变化，并及时到医院就诊。

（5）对于儿童鼻出血患者应纠正患儿挖鼻、揉鼻、放置异物等易导致黏膜损伤的不良习惯。

七、误区

误区一：流鼻血的时候头后仰或者用纸堵塞鼻孔可止血。

这种错误的做法会让鼻血倒流到咽部、胃部等重要器官，进而对这些器官构成不小的刺激伤害。如果血流较大的话，一旦情况严重的话，还会让血液进入肺部或是气管，构成生命威胁。

一般正确的做法是保持身体直立或是稍微前倾，捏住鼻翼，让患者身体前倾，用嘴呼吸。捏住鼻翼能促进血液凝固，也可以用冷水或冰块冷敷鼻部。若是有少量的凝血块堵塞鼻腔，这也不会造成多大的危害，这些凝血块对于血液的凝固其实有不小的作用。鼻血止不住时，应该尽快呼叫急救中心"120"。

误区二：以为鼻子出血就是鼻子出现问题。

导致鼻出血的原因其实很多且复杂，比如外伤、气候或是其他内科疾病、血液系统疾病、鼻腔肿瘤等。治疗鼻出血还是要根据个人情况来看，不同的病情需要不同的处理方式，不要想当然地认为鼻出血只要止住血就没事了。

第八节 癫 痫

一、常识

癫痫（Epilepsy）即俗称的"羊角风"或"羊痫风"，是大脑神经元突发性异常放电，导致短暂的大脑功能障碍的一种慢性疾病。据中国最新流行病学资料显示，国内癫痫的总体患病率为 7.0‰，年发病率为 28.8/10 万，1 年内有发作的活动性癫痫患病率为 4.6‰。据此估计中国约有 900 万的癫痫患者，其中 500 万～600 万是活动性癫痫患者，同时每年新增加癫痫患者约 40 万，在中国癫痫已经成为神经科仅次于头痛的第二大常见病。

癫痫是一种慢性疾病，可迁延数年甚至数十年之久，因而可对患者身体、精神、婚姻以及社会经济地位等，造成严重影响。

二、病因

1. 遗传因素

遗传因素是导致癫痫尤其是特发性癫痫的重要原因。分子遗传学研究发现，一部分遗传性癫痫的分子机制为离子通道或相关分子的结构或功能改变。

2. 脑部疾病

（1）先天性脑发育异常：大脑灰质异位症、脑穿通畸形、结节性硬化、脑面血管瘤病等。

（2）颅脑肿瘤：原发性或转移性肿瘤。

（3）颅内感染：各种脑炎、脑膜炎、脑脓肿、脑囊虫病、脑弓形虫病等。

（4）颅脑外伤：产伤、颅内血肿、脑挫裂伤及各种颅脑复合伤等。

（5）脑血管病：脑出血、蛛网膜下腔出血、脑梗死和脑动脉瘤、脑动静脉畸形等。

（6）变性疾病：阿尔茨海默病、多发性硬化、皮克病等。

3. 全身或系统性疾病

（1）缺氧：窒息、一氧化碳中毒、心肺复苏后等。

（2）代谢性疾病：低血糖、低血钙、苯丙酮尿症、尿毒症等。

（3）内分泌疾病：甲状旁腺功能减退、胰岛素瘤等。

（4）心血管疾病：阿-斯综合征、高血压脑病等。

（5）中毒性疾病：有机磷中毒、某些重金属中毒等。

（6）其他：如血液系统疾病、风湿性疾病、子痫等。

三、判断

1. 全面强直-阵挛性发作

以突发意识丧失和全身强直和抽搐为特征，典型的发作过程可分为强直期、阵挛期和发作后期。一次发作持续时间一般小于 5 分钟，常伴有舌咬伤、尿失禁等，并容易造成窒息等伤害。强直-阵挛性发作可见于任何类型的癫痫和癫痫综合征中。

2. 失神发作

典型失神表现为突然发生，动作中止，凝视，叫之不应，可有眨眼，但基本不伴有或伴有轻微的运动症状，结束也突然。通常持续 5 ~ 20 秒，罕见超过 1 分钟者。主要见于儿童失神癫痫。

3. 强直发作

强直发作表现为发作性全身或者双侧肌肉的强烈持续的收缩，肌肉僵直，使肢体和躯体固定在一定的紧张姿势，如轴性的躯体伸展背屈或者前屈。常持续数秒至数十秒，但是一般不超过 1 分钟。强直发作多见于有弥漫性器质性脑损害的癫痫患者，一般为病情严重的标志，主要为儿童，如 Lennox-Gastaut 综合征。

4. 肌阵挛发作

肌阵挛发作是肌肉突发快速短促的收缩，表现为类似于躯体或者肢体电击样抖动，有时可连续数次，多出现于觉醒后。可为全身动作，也可以为局部的动作。肌阵挛临床常见，但并不是所有的肌阵挛都是癫痫发作。既存在生理性肌阵挛，又存在病理性肌阵挛。同时伴 EEG 多棘慢波综合的肌阵挛属于癫痫发作，但有时脑电图的棘慢波可能记录不到。肌阵挛发作既可见于一些预后较好的特发性癫痫患者（如婴儿良性肌阵挛性癫痫、少年肌阵挛性癫痫），也可见于一些预后较差的、有弥漫性脑损害的癫痫综合征中（如早期肌阵挛性脑病、婴儿重症肌阵挛性癫痫、Lennox-Gastaut 综合征等）。

5. 痉挛

痉挛指婴儿痉挛，表现为突然、短暂的躯干肌和双侧肢体的强直性屈性或者伸性收缩，多表现为发作性点头，偶有发作性后仰。其肌肉收缩的整个过程大约 1 ~ 3 秒，常成簇发作。常见于 West 综合征，其他婴儿综合征有时也可见到。

6. 失张力发作

失张力发作是由于双侧部分或者全身肌肉张力突然丧失，导致不能维持原有的姿势，出现猝倒、肢体下坠等表现，发作时间相对短，持续数秒至 10

余秒多见，发作持续时间短者多不伴有明显的意识障碍。失张力发作多与强直发作、非典型失神发作交替出现于有弥漫性脑损害的癫痫，如 Lennox-Gastaut 综合征、Doose 综合征（肌阵挛 – 站立不能性癫痫）、亚急性硬化性全脑炎早期等。但也有某些患者仅有失张力发作，其病因不明。

7. 单纯部分性发作

发作时意识清楚，持续时间数秒至 20 余秒，很少超过 1 分钟。根据放电起源和累及的部位不同，单纯部分性发作可表现为运动性、感觉性、自主神经性和精神性，后两者较少单独出现，常发展为复杂部分性发作。

8. 复杂部分性发作

发作时伴有不同程度的意识障碍。表现为突然动作停止，两眼发直，叫之不应，不跌倒，面色无改变。有些患者可出现自动症，为一些不自主、无意识的动作，如舔唇、咂嘴、咀嚼、吞咽、摸索、擦脸、拍手、无目的走动、自言自语等，发作过后不能回忆。其大多起源于颞叶内侧或者边缘系统，但也可起源于额叶。

9. 继发全面性发作

简单或复杂部分性发作均可继发全面性发作，最常见继发全面性强直阵挛发作。部分性发作继发全面性发作仍属于部分性发作的范畴，其与全面性发作在病因、治疗方法及预后等方面明显不同，故两者的鉴别在临床上尤为重要。

四、处理（录音 6-5，视频 6-3）

录音 6-5　癫痫的症状和处理

视频 6-3　癫痫的处理

（1）保护患者，避免受伤，发作时立即扶其躺下，注意保护患者的头和四肢，摘下眼镜、脱下可活动的义齿，防止受伤及误咽。

（2）解开衣领、腰带，用缠有纱布的压舌板放于上、下牙齿之间，防止舌咬伤。

（3）勿强力按压抽搐的肢体，防止骨折、脱臼。

（4）安好床挡，防止坠床。迅速移开周围硬物、锐器，减少发作时对身体的伤害。

（5）使其头转向一侧，以利于分泌物及呕吐物从口腔排出，防止流入气管引起呛咳窒息。不要向患者口中塞任何东西，不要灌药，防止窒息。

（6）癫痫发作一般在 5 分钟之内都可以自行缓解。如果连续发作或频繁发作时，应迅速呼叫急救中心"120"，把患者送往医院。

五、注意事项

（1）癫痫发作后患者的意识往往模糊，会有目的性的动作或者行为，在这种情况下，在做好癫痫护理的同时，避免过分限制患者活动导致患者产生攻击性行为。

（2）如癫痫在短时间内连续发作或者一次发作的时间持续 5～10 分钟及以上，要及时拨打电话求救，将患者送到医院继续抢救。

（3）对于癫痫失神发作等其他不伴有明显肢体抽搐成分的分作，若发作持续时间短暂（短于 5 分钟）一般不需要特殊处理，只要记录观察发作时的表现，随后及时就诊，将发作时的表现告知医生，医生将根据情况进行检查和治疗。

（4）如果发作时猝倒，并且很频繁，这种情况主要多见于某些儿童癫痫患者，必要时需要戴头盔，避免头部的摔伤。

六、预防

（1）优生优育，禁止近亲结婚。孕期头 3 个月，一定要远离辐射，避免病毒和细菌感染。规律孕检，分娩时避免胎儿缺氧、窒息、产伤等。

（2）小儿发热时应及时就诊，避免孩子发生高热惊厥，损伤脑组织。还应看护好孩子，避免其发生头外伤。

（3）青年人、中年人、老年人应注意保证健康的生活方式，以减少患脑炎、脑膜炎、脑血管病等疾病的发生。

七、误区

误区：当癫痫病患者发作时，强行喂水或强行按压肢体。

癫痫病患者发作时，首先要先解开患者的衣领裤带，将病人头偏向一侧，使口腔分泌物自行流出，保持患者的呼吸通畅，禁止喂水或强行按压肢体，避免引起窒息和骨折。

第九节 心绞痛

一、常识（录音 6-6）

心绞痛（angina pectoris）是冠状动脉供血不足，心肌急剧地暂时缺血与缺氧所引起的，以发作性胸痛或胸部不适为主要表现的临床综合征。

其发作状况一般有明显的诱因，如：情绪激动、精神紧张、过度劳累、饱餐、烟酒过度等不良生活习性。

二、病因

录音 6-6 心绞痛的常识和处理

（1）直接发病原因是心肌供血的绝对或相对不足，因此，各种减少心肌血液（血氧）供应（如血管腔内血栓形成、血管痉挛）和增加氧消耗（如运动、心率增快）的因素，都可诱发心绞痛。

（2）血管中脂肪不断沉积，就会形成斑块。斑块若发生在冠状动脉，就会导致其缩窄，进一步减少其对心肌的供血，就形成了冠心病。心肌供血不足主要源于冠心病。有时，其他类型的心脏病或失控的高血压也能引起心绞痛。

（3）常由体力劳动、情绪激动、饱餐、惊吓和寒冷所诱发。典型的心绞痛常在相似的劳动条件下发作，病情严重者也可在吃饭、穿衣、排便或休息时发生，疼痛发生于劳动或激动的当时，而不是一天或一阵劳累过后。安静状态下发作的心绞痛，是冠状动脉痉挛的结果。

三、判断

询问病史及发病的诱因，结合年龄和存在冠心病易患因素，患者疼痛时含服硝酸甘油后缓解及疼痛的特点可以判断。

1. 典型心绞痛表现

突然发生的位于胸骨体上段或中段之后的压榨性、闷胀性或窒息性疼痛，亦可能波及大部分心前区，可放射至左肩、左上肢前内侧，达无名指和小指，偶可伴有濒死感，往往迫使患者立即停止活动，重者还出汗。疼痛历时 1～5 分钟，很少超过 15 分钟；休息或含服硝酸甘油，疼痛在 1～2 分钟内（很少超过 5 分钟）消失。常在劳累、情绪激动（发怒、焦急、过度兴奋）、受寒、饱食、吸烟时发生，贫血、心动过速或休克亦可诱发。

2. 不典型的心绞痛表现

疼痛可位于胸骨下段、左心前区或上腹部，放射至颈、下颌、左肩胛部或右前胸，疼痛可很快消失或仅有左前胸不适、发闷感，常见于老年患者或者糖尿病患者。

四、处理（视频 6-4）

（1）安抚病人的情绪，使其平静下来，如果是在劳累时出现胸痛，让其休息。

视频 6-4　心绞痛的处理

（2）解开病人的衣领扣子、领带和腰带，使其呼吸道保持畅通。

（3）不要随意搬动病人，而是让他就近平躺，或者是半卧状态，以其感到疼痛最轻的体位为宜，马上取一片硝酸甘油或是速效救心丸，让病人舌下含服，只要是心绞痛而不是心肌梗塞，一般在两分钟左右就能够减轻疼痛。

（4）迅速拨打急救中心"120"电话，说清楚地址以及患者的病情，以便救护人员能够尽快携带正确的急救设施赶到现场。

（5）密切观察病人的生命体征，如果发现有心搏骤停、呼吸停止，应立即实施人工呼吸和心肺复苏。

五、注意事项

（1）避免进食高脂肪、高胆固醇的食物，可饮少量啤酒、养生酒、低度酒。

（2）多吃水果、新鲜蔬菜，减少刺激性饮食。适当喝食用醋，以软化血管，减少心绞痛发作。伴有心绞痛的冠心病患者，应适当休息，减轻工作量，如发生心肌梗塞，立即住院治疗。

（3）初发心绞痛的患者，往往未随身携带急救药物，应避免情绪慌乱，及时到医院救治即可。

六、预防

（1）控制盐的摄入：少吃盐，盐的主要成分是氯化钠，长期大量食用氯化钠，会使血压升高、血管内皮受损。心绞痛患者每天的盐摄入量应控制在6克以下。

（2）控制脂肪的摄入：少吃脂肪、减少热量的摄取。高脂饮食会增加血液黏稠度，增高血脂，高脂血症是心绞痛的诱因。应尽量减少食用油的量，油类也是形成脂肪的重要物质。但可以选择含不饱和脂肪酸的植物油代替动物油，每日的总用油量应限制在5~8茶匙。

（3）避免食用动物内脏：动物内脏含有丰富的脂肪醇，例如肝、心、肾等。

（4）戒烟戒酒：众所周知，烟酒对人体有害，它不仅诱发心绞痛，也诱发急性心肌梗死。

（5）多吃富含维生素和膳食纤维的食物：如新鲜蔬菜、水果、粗粮等，多吃海鱼和大豆有益于冠心病的防治。

（6）多吃利于改善血管的食物：如大蒜、洋葱、山楂、黑木耳、大枣、豆芽、鲤鱼等。

（7）避免吃刺激性食物和胀气食物：如浓茶、咖啡、辣椒、咖喱等。

（8）注意少食多餐，切忌暴饮暴食，晚餐不宜吃得过饱，以免诱发急性心肌梗死。

七、误区

误区一：心绞痛一定会痛。

临床上，相当一部分患者心肌缺血发作时，并不会产生明显痛感。他们往往用"火辣辣的烧灼感""胸口压了块石头"或"胸口捆了绷带"的压迫感、紧缩感等词汇描述胸部的不适感。

误区二：症状一定在心前区。

典型心绞痛发作时位于胸骨中上段之后，也可位于左侧心前区，范围约有手掌大小，往往没有明确的界限。但如果认定心绞痛只会发生在心脏所在的部位，就大错特错了。心绞痛发作时，可以通过身体的内脏神经系统放射到其他部位，但一般不会放射到下肢。这种"放射痛"很容易被误诊：向两侧放射到肩臂和手，常被误诊为肩周炎和颈椎病；向后放射到后背，可能误诊为胸椎、脊背部肌肉疾病；向上放射到颈、咽、下颌、面颊部和牙齿，易被误诊为咽炎、三叉神经痛、牙病和下颌关节疾病；向下放射到上腹部，可被误诊为胃病、肝胆疾病。

误区三：胸痛一定是心绞痛。

胸痛不光源于心脏，也可由其他组织病变引起。现在心血管疾病高发，不少人有点胸痛就怀疑是心绞痛，紧张害怕。胸部的脏器以及上腹部的消化器官都可以引起胸痛，包括胸壁肌肉、肋骨或肋间神经、骨关节等部位的疾病，如带状疱疹、颈椎病、肩周炎等；呼吸系统疾病，如慢性阻塞性肺病、支气管炎、肺炎和肺栓塞等；消化系统疾病，如反流性食管炎、食管痉挛、胆囊炎等；其他循环系统病变，如急性心肌梗死、心包炎等；神经或心理方面疾病，如抑郁症、焦虑等。如果经常胸痛，应到相关科室排查。

第十节　脑血管意外

一、常识

"脑血管意外"（cerebralvascular accident，CVA），称"脑卒中"（cerebral stroke），又称"中风"，是一种急性脑血管疾病，是由于脑部血管突然破裂或因血管阻塞导致血液不能流入大脑而引起脑组织损伤的一组疾病，包括缺血性脑血管疾病、出血性脑血管疾病。急性出血性脑血管疾病包括脑出血、蛛网膜下腔出血；急性缺血性脑血管疾病包括短暂性脑缺血发作、脑血栓形成和脑栓塞。

大多由情绪波动、忧思恼怒、饮酒、精神过度紧张等因素诱发。在中风发生之前常可出现一些典型或非典型的中风预兆。

脑血管意外大多起病急、发展快、病情重，若抢救不及时或措施不当，可能会延误最佳治疗机会。对病情危重的患者，病情迅速甚至会危及生命。根据患者发病后不同的表现，对病情快速作出初步的判断，并及时给予适当的现场急救，从而提高成活率、减少致残率、增加治愈率。一句话，时间就是生命。

二、病因

1. 血管性危险因素

脑卒中发生的最常见原因是脑部供血血管内壁上有小栓子，脱落后导致脑动脉的栓塞，即缺血性卒中。也可能由于脑血管或血栓出血造成，为出血性卒中。冠心病伴有房颤患者的心脏瓣膜容易发生附壁血栓，栓子脱落后可以堵塞脑血管，也可导致缺血性卒中。其他因素有高血压、糖尿病、高血脂等。其中，高血压是中国人群卒中发病的最重要危险因素，尤其是清晨血压异常升高。研究发现清晨高血压是卒中事件最强的独立预测因子，缺血性卒中在清晨时段发生的风险是其他时段的 4 倍，清晨血压每升高 10 mmHg，卒中风险增加 44%。

颈内动脉或椎动脉狭窄和闭塞的主要原因是动脉粥样硬化。另外，胶原性疾病、高血压病动脉改变、风心病或动脉炎、血液病、代谢病、药物反应、肿瘤、结缔组织病等引起的动脉内膜增生和肥厚，颈动脉外伤，肿瘤压迫颈动脉，小儿颈部淋巴结炎和扁桃体炎伴发的颈动脉血栓，以及先天颈动脉扭曲等，均可引起颈内动脉狭窄和闭塞，或因血管破裂出血引发脑中风。颈椎病骨质增生或颅底陷入压迫椎动脉，也可造成椎动脉缺血。

2. 性别、年龄、种族等因素

研究发现我国人群脑卒中发病率高于心脏病，与欧美人群相反。

3. 不良生活方式

比如吸烟、不健康的饮食、肥胖、缺乏运动、过量饮酒和高同型半胱氨酸；以及患者自身存在一些基础疾病如高血压、糖尿病和高脂血症，都会增加脑卒中的发病风险。

三、判断（录音 6-7）

录音 6-7　脑血管意外判断和处理

首先要初步判断患者是出血性还是缺血性脑血管病。出血性脑血管疾病常在活动中或情绪激动时发病。脑实质出血：多发生于 40～60 岁的人，多数患者有高血压病史，起病急，进展快，常在短时间内发展到严重的程度。常有头晕、头痛、呕吐，严重者出现意识障碍，部分患者出现抽搐，大小便失禁。可出现病灶对侧偏瘫，偏身感觉障碍，眼球凝视麻痹。如病变累及语言中枢出现失语。蛛网膜下腔出血多见于青中年人，多数患者有先天性动脉瘤或脑血管畸形，常有脑膜刺激征。

脑血栓形成的特点有：多发生于 65 岁以上的老年人，常有脑动脉硬化或短暂性脑缺血发作的病史。病情进展较慢，有的逐渐加重。多在睡眠或休息时发病，常表现为偏身肢体无力或偏瘫，或伴有肢体麻木、失语等，多在 24～48 小时病情达高峰。一般无头痛及意识障碍。

脑栓塞的特点有：起病急，进展快。脑栓塞有心源性和动脉源性两种。心源性栓子常见有：风心病、房颤、近期心肌梗塞、人工瓣膜、心内膜炎、左房黏液瘤等；动脉源性栓子源有：动脉粥样硬化斑块或狭窄表面形成的血栓和血小板聚集物。脑栓塞患者除偏瘫外，部分患者有昏迷、抽搐，有时还能发现其他脏器栓塞的症状如咯血、血尿等。头颅 CT 或 MRI 呈急性多发梗塞，尤其是弥散加权核磁共振（DWI）所显示的急性多发脑梗塞，是栓塞机制的一个标志。

短暂性脑缺血发作的特点有：常有高血压、脑动脉硬化等病史。常突发失语，偏瘫，或肢体麻木，椎基动脉病变表现为眩晕，构音不清，共济失调，吞咽困难等症状，甚至短暂意识障碍。短暂性脑缺血发作不同于脑梗死之处，在于发作时间较短，多为数分钟到一小时内。症状超过 2 小时脑血栓形成的可能较大。

四、现场急救（视频 6-5）

（1）有人突然发生中风，家属千万不能惊慌失措，应立即呼叫急救中心"120"救治。

视频 6-5　脑出血的现场急救

（2）在救护车到来之前，若病人意识尚清醒，应立即停止活动，处平卧位，家属要注意安慰病人，解除其紧张情绪。

（3）保持合适的体位：使病人绝对卧床。脑出血病人头部稍垫高，脑栓塞病人应立即使病人平卧、头稍后仰，以保证脑血回流灌注。

（4）保持呼吸道通畅：如患者有呕吐，应把患者头偏向一侧，及时清理口鼻腔内的分泌物及呕吐物，防止呕吐物进入气管。当呼吸道阻塞时，应立即清理呼吸道；当出现呼吸骤停时，应立即做人工呼吸。

（5）若病人意识已丧失，则设法将病人抬到床上，宜有二至三人同时抬，避免病人头部受到震动，让病人安静躺下，抬高床头。

（6）病情稍稳定，呕吐减轻后再送医院抢救，但在送医院途中应特别小心，搬运过程中动作要轻柔稳健，头部要专人保护，减少震动。

五、注意事项

（1）保持居室洁净和空气流通，注意保暖；保持口腔卫生，随时清除呼吸道分泌物，鼓励病人做胸部扩张、深呼吸及咳嗽等运动。

（2）定时为病人更换姿势，按摩皮肤受压处。

（3）大便失禁者应于臀下置吸水性强的布垫，并及时清除排泄物；清洗局部，以保持外阴部清洁干燥，防止泌尿道感染。

（4）中风首次发病后有可能再发，尤其是短暂脑缺血发作者；应尽力排除各种中风危险因素，定期复查身体。

六、预防

（1）一级预防：

① 针对具有脑卒中危险因素的人群，积极治疗危险因素，同时定期监测其他危险因素的发生并采取针对性措施，减少疾病发生。

② 禁烟、限制膳食中的盐含量、多食新鲜水果蔬菜、有规律地进行身体锻炼、避免过量饮酒可降低罹患心血管疾病的危险。

③ 对糖尿病、高血压和高血脂采取药物治疗，以减少心血管病危险并预防中风。

（2）二级预防：

① 针对已发生过一次或多次卒中的患者，给予早期诊断早期治疗，防止严重脑血管病发生，常用的5类降压药均可用于脑卒中二级预防。

② 对已经患有糖尿病等其他疾病的人员开展心血管疾病二级预防，这些干预措施与戒烟相结合，往往可以预防近75%的血管性反复发作事件。

（3）三级预防：

对已患卒中的人员，加强康复护理，防止病情加重。

（4）脑卒中的预防主要是危险因素的防治。

（5）控制血压对卒中预防的效果显著。对病情稳定的脑卒中患者，仍然需要长期坚持服用降压药物。

七、误区

误区一：脑卒中是老年人"专利"。

近年来脑卒中的发病正趋于年轻化，约有 33% 的脑梗死病人年龄在 65 岁以下。这主要是因为天气转冷，人体血管受寒冷刺激而收缩，造成血压上升引起的。加上一些中年人平时工作压力大，忽视了糖尿病、高血压、高血脂等疾病的治疗，而这些疾病都是脑卒中的"导火线"。

误区二：只有高血压患者才需防中风。

高血压是引发脑卒中的头号危险因素。有高血压病史者发生脑卒中的几率比正常人高出 1.3 到 2.4 倍。无论是收缩压升高还是舒张压升高，都有可能诱发缺血性脑卒中，且高血压发病时间愈长，脑梗死的发病率愈高。但是必须知道，除了人们熟知的高血压外，以下疾病都是诱发脑梗死的危险因素：① 心脏疾病，包括冠心病、心房纤颤、心脏瓣膜病等在内的各种心脏疾病，都可能增加脑梗死的发病危险。大约有近半数老年人的心源性脑梗死都是由房颤所致。② 糖尿病并发的大血管及微血管病变，是引起动脉粥样硬化性脑梗死及缺血性脑卒中的基础原因。③ 高脂血症和肥胖症。血浆胆固醇水平与缺血性脑卒中的发病有密切关系。

误区三：迷信"特效药"，血压降得越快越好。

高血压病人在冬季易发生脑卒中，但如果血压降得过快、过低，也存在突发脑梗死的危险。这主要是因为慢性高血压患者的脑组织已经适应了偏高的血压水平，若血压过快地降低到所谓的正常水平，反而会引起脑缺血，导致脑梗死的发生。

一味追求降压"特效药"，把脑卒中的长期预防当作"突击行为"，为了突击预防脑卒中而盲目输液降压，这种做法并不科学，因为没有一种"灵丹妙药"能完全防止脑卒中的发生。

误区四：加强晨练就能预防脑卒中。

适量的运动有利于降低老年缺血性脑梗死的发病率，青少年进行体育锻炼也可降低老年后缺血性脑血管病的发生概率。

但需要注意的是，许多老年人习惯于每天天不亮就起床，外出进行锻炼。近来，在晨练时突发半身不遂的病例屡见不鲜。这是因为，对于那些患有高血压、糖尿病、高血脂等慢性疾病的老年人来说，凌晨至上午正是脑血管疾病的高发时段，过早起床出门锻炼，不但寒冷的天气容易引发脑梗死，而且剧烈的运动会使血液流向四肢肌肉，导致脑部供血减少，更易诱发脑梗死。

因此，老年人在冬季的运动时间不宜过早，且一定要量力而行。特别是在冷空气突然来袭的时候，老年人最好等身体适应了寒冷天气，再选择阳光好、较暖和的中午时间出门锻炼。外出时头部一定要保暖，帽子、手套、围巾都不可少。

误区五：忽视脑卒中早期症状。

脑卒中是急诊中的急诊。时间是大脑功能能否恢复的关键因素。为争取到有效的治疗时间，患者本人及家属一定不能忽视以下这些脑卒中的早期症状：

第一，眼前发黑看不清东西。

第二，一侧肢体出现麻木感。

第三，不能讲话或讲话不流利。

第四，一侧肢体无力或不能活动。

第五，眩晕并伴有恶心呕吐。

有些前兆症状通常只会持续数分钟至数小时，最多不超过 24 小时就可能得到缓解，因此很容易被忽视。患者出现这些症状后，家属应该及时把患者送到就近的条件设施较好的大医院进行治疗。

脑卒中治疗是否及时、合理，会直接影响到患者的康复程度。家属应向医生仔细描述患者发病的时间、状态以及重要的既往病史和家族史，这对疾病的初步诊断和抢救很重要。

第十一节 失血性休克

一、常识

创伤、手术或某些疾病的并发症导致失血，有效血循环量减少，使组灌流不足，细胞缺氧、代谢障碍及重要脏器功能损害。成人急性出血超过血容量的 15%（800 mL）即可引起休克。临床上多见于肝脾破裂出血、上消化道出血，股骨或盆骨骨折，宫外孕破裂出血等疾患。

二、原因

当血容量不足超越代偿功能时，就会呈现休克综合病征。表现为心排出血量减少，尽管周围血管收缩，血压下降。组织灌注减少，促使发生无氧代谢，导致血液乳酸含量增高和代谢性酸中毒。血流再分布使脑和心的血供能得到维持。血管进一步收缩会招致细胞损害。血管内皮细胞的损害致使体液和蛋白丢失，加重低血容量，最终将会发生多器官功能衰竭。

三、判断

典型症状：因意外事故而导致大量失血，血压为零。

（1）精神状态能够反映脑组织灌流的情况。病人神志清楚，反应良好，表示循环血量已够。神志漠然或烦躁、头昏、眼花或卧位改坐位时出现晕厥、常表示循环血量不足，休克依然存在。

（2）轻压指甲或口唇时，局部暂时缺血呈苍白，松压后迅速转红润，表示休克好转。休克时，四肢皮肤常苍白、湿冷；轻压指甲或口唇颜色变苍白，松压后恢复红润缓慢。

（3）血压：休克代偿期时，剧烈的血管收缩，可使血压保持或接近正常，故应定期测量血压和进行比较。血压下降，收缩压 < 90 mmHg，脉压 < 20 mmHg，是休克存在的证据，血压回升，脉压增大，表现休克好转。

（4）脉率：脉搏细速常出现在血压下降之前。有时血压仍低，但脉搏清楚，手足温暖，往往表示休克趋于好转。

四、现场急救

（1）严密观察，防止失血（急救口诀）。

（2）因意外事故而导致大量失血。

① 对于休克病人，一定要注意，在用担架抬往救治处时，病人的头部应靠近后面的抬担架者，这样便于对休克者随时密切观察，以应对病情恶化。

② 在将病人送往医院的途中，病人头部的朝向应与载他的交通工具（救护车、飞机等等）前进的方向相反，以免由于加速作用导致病人脑部进一步失血。

③ 如休克者是大月份孕妇，应让她取侧卧位，否则胎儿以及巨大的子宫会压迫血管，致使回心血量减少，加重休克。

（3）首先要保证气道通畅和止血有效。气道通畅是通气和给氧的基本条件，应予以切实保证。对有严重休克和循环衰竭的患者，还应该进行气管插管，给予机械通气。止血是制止休克发生和发展的重要措施。压迫止血是可行的有效应急措施，止血带应用也十分有效。

（4）立即呼叫急救中心"120"进行急救。

五、预防

（1）积极防治感染。

（2）做好外伤的现场处理，如及时止血、镇痛、保温等。

（3）对失血或失液过多（如呕吐、腹泻、咯血、消化道出血、大量出汗等）的患者，应及时酌情补液或输血。

第十二节　鱼骨刺喉

一、现场急救

（1）用手指或筷子刺激咽后壁，诱发呕吐动作，以帮助排除咽部异物。

（2）实行腹部挤压（如病人怀孕或过肥胖，则实施胸部压挤）。如患者无法站立，将其平放在坚固平面上，跨坐在病患腿上作腹部推挤五次，再检查有无将异物咳出。

（3）若发现异物，可用长镊子或筷子夹住异物，轻轻地拔出即可。

二、注意事项

（1）较大或扎得较深的鱼刺，无论如何做吞咽动作都疼痛不减。如果喉咙的入口两边及四周均不见鱼刺，就应去医院治疗。

（2）当鱼刺卡在嗓子里时，不能让患者囫囵吞咽大块馒头、烙饼等食物，虽然有时这种方法可以把鱼刺除掉，但有时这种不恰当的处理方式，不仅没把鱼刺除掉，反而使其刺得更深，更不易取出，严重时感染发炎麻烦更大。

（3）鱼刺除不掉，自己仍感到不适，到医院请医生诊治，这也是鱼刺刺伤时最恰当的处理方法。

第十三节　头部受伤

一、急救

如果你的头上起了个包，那么用冰袋敷患处可以减轻水肿。如果被砸伤后头部开始流血，处置方式和被割伤的方式一样，即用干净毛巾按压伤口止血，然后去医院缝合伤口，并检查是否有内伤。如果被砸伤者昏厥，那么需要叫救护车速送医院，一刻也不能耽搁。

二、禁止

不要让伤者一个人入睡。在被砸伤的 24 小时之内，一定要有人陪伴伤者，如果伤者入睡，那么每 3 个小时就要叫醒伤者一次，并让伤者回答几个简单问题，以确保伤者没有昏迷，没有颅内伤，比如脑震荡。

三、注意事项

伤者出现惊厥、头晕、呕吐、恶心或行为有明显异常时，需要马上入院就医。

第十四节　突发性耳聋

一、症状

一种突然发生的原因不明的感觉神经性耳聋，又称暴聋。其发病急，进展快，治疗效果直接与就诊时间有关，应视为耳科急诊。

二、急救

（1）使病人安静休息，情绪不要急躁。
（2）当疑是炎症或免疫因素造成突发性耳聋时，使用糖皮质激素。
（3）到医院进行治疗，并且要对症下药。
（4）混合氧及高压氧治疗可提高血氧分压，改善耳蜗的氧供状态。

三、注意事项

（1）养成良好的生活、饮食习惯，少吃过甜、过咸、脂肪多的食物，保持良好的心境，生活节奏不要太过紧张。

（2）远离噪音。噪音会损害耳朵功能，若长期处在噪音环境下，应做好耳朵的防护措施。

（3）忌挖掏耳屎（耳屎也称耵聍）。耳道内少量的耵聍有助耳朵健康，多余的耵聍会随说话时耳部肌肉的运动排出体外，所以不必经常挖掏耳朵。当耳内积聚太多耵聍而影响听力时，应到医院清理。

第十五节　炸　伤

一、常识

炸伤是指由于各种爆炸性物体，如炮弹、水雷、手榴弹、烟花爆竹等爆炸后对人体所产生的损伤。

二、急救

（1）如果炸伤眼睛，不要去揉擦和乱冲洗，最多滴入适量消炎眼药水，并平躺，拨打"120"或急送有条件的医院。

（2）如手部或足部被鞭炮等炸伤流血，应迅速用双手为其卡住出血部位的上方，如有云南白药粉或三七粉可以洒上止血。如果出血不止又量大，则应用橡皮带或粗布扎住出血部位的上方，抬高患肢，急送医院清创处理。但捆扎带每15分钟要松解一次，以免患部缺血坏死。

第十六节　胃穿孔

一、症状

典型症状：胃溃疡患者，突然发生无法忍受的剧烈腹痛，且腹部发硬发胀，即极有可能突发胃穿孔。

二、急救

急救口诀：朝左侧卧。

春节期间由于情绪波动或暴饮暴食，胃溃疡患者很容易并发胃穿孔，一旦发生上述症状，应立即考虑到胃穿孔的可能。在救护车到达之前，应做到以下几点：

（1）不要捂着肚子乱打滚，应朝左侧卧于床。理由是穿孔部位大多位于胃部右侧。朝左卧能有效防止胃酸和食物进一步流向腹腔以致病情加剧。

（2）如果医护人员无法及时到达，但现场又有些简单医疗设备，病人可自行安插胃管。具体方法：将胃管插入鼻孔，至喉咙处，边哈气边用力吞咽，把胃管咽入胃中。然后用针筒抽出胃里的东西，这样能减轻腹腔的感染程度，为病人赢得治疗时间，记住此时病人也必须朝左侧卧。

第十七节　指甲受挫

一、症状

在日常生活中，常有指甲被挤掉的意外事故发生，但更多的时候，常常因意外而发生指甲缝破裂出血的现象。

二、急救方法

（1）指甲被挤掉时，最重要的是防止细菌感染。应急处理时，先把挤掉指甲的手指用纱布、绷带包扎固定，再用冷袋冷敷。然后把伤肢抬高，立即去医院。

（2）指甲缝破裂出血，可用蜂蜜对一半温开水，搅匀，每天抹几次，就可逐渐治愈。如果指甲破裂者是球类运动员，在治疗期间，如果需要继续打球，在打球之前，一定要用橡皮膏将手指末节包2～3层，加以保护，打完球后立即去掉，以免引起感染。

（3）如果因外伤引起甲床下出血，血液未流出，使甲床根部隆起，疼痛难忍不能入睡时，可在近指甲根部用烧红的缝衣针扎一小孔，将积血排出，消毒后加压包扎指甲。

三、注意事项

（1）手指甲被挤掉后，万一是夜间，不能去医院时，应对局部进行消毒，如家里有抗生素软膏，应除上一层。第二天一定要去医院诊治。

（2）平时不要把指甲剪得太"秃"，否则会造成指甲缝破裂出血。

（3）有指甲破裂出血史的人，还应在日常的膳食中注意多吃些含维生素A比较多的食物，如白菜、萝卜、韭菜和猪肝等，以增加皮肤的弹性。

第七章　婴幼儿急症处理

第一节　小儿中暑

一、原因

（1）高热环境下的剧烈运动。

（2）高热环境下的长期受热。

（3）儿童被锁在室外被暴晒的车内。

二、机制

（1）热射病：环境闷热，汗液蒸发困难，使小儿正常体温的平衡受到破坏，体温升高、头晕、眼花、心慌、恶心和呕吐。

（2）日射病：头部受烈日过分照射，患儿体温通常不高，有剧烈头痛、头昏、眼花、耳鸣，严重者甚至有生命危险。

（3）热衰竭及热痉挛：大量出汗所致，小儿体温不高，面色苍白，呼吸弱、脉搏快，前者严重时可发热和晕倒，后者四肢痉挛，有抽筋状疼痛。

三、分类

（1）轻度中暑的症状：精神不好、乏力、出汗、口干、脱水。

（2）重度中暑的症状：皮肤凉、过度出汗、恶心、呕吐、瞳孔扩大，伴随严重多项功能衰竭，包括抽搐、昏迷、器官功能障碍、肾衰、心衰、休克等，脉搏快、腹部或肢体痉挛，有生命危险。

（3）先兆中暑：在高温的环境下出现头痛、眼花、耳鸣、头晕、口渴、心悸、体温正常或略升高，短时间休息可恢复。

四、急救

发现孩子中暑后，家长需第一时间将孩子转移至阴凉的环境里，同时迅速判断属于轻度中暑或重度中暑。

1. 轻度中暑处置方式

（1）转移至阴凉的环境里。

（2）平躺仰卧，解开衣服和裤带，为中暑孩子扇风，使孩子的体温降至38 ℃以下。

（3）可以给孩子喂些清水、白开水或加盐的开水，以便及时补充水分。

2. 重度中暑处置方式

（1）转移至阴凉环境。

（2）平躺仰卧，解开衣物、散热。

（3）紧急送往医院就诊。

（4）监测孩子各项器官功能，密切关注并及时治疗。

五、误区

误区一：中暑要马上在体表擦拭酒精。

可能过度刺激皮肤，使用过量也可能导致酒精中毒。

误区二：重度中暑可自行服食退烧药。

中暑使身体处于消耗过度的状态，此时如果用退烧药来降温，身体对药物的代谢会加重身体的负担，药物的副作用更大。

误区三：中暑之后立刻将患儿浸泡在冷水里。

体表血管遇冷急速收缩后，可能诱发脑血管及心脏血管病变。

误区四：中暑可以使用敷冰块、冰袋或者感觉清凉的外用成药来降温。

冰块和冰袋的过冷刺激反而导致血管收缩而无法顺利散热，而外用清凉药等油性物质更不利于散热。

误区五：过量饮水。

中暑后，未免小儿失水过多，需及时补充水分和盐分，但很多家长常常给小孩饮用过量的热水，反而会使小孩大汗淋漓，造成体内水分和盐分大量流失，严重时还会引起抽风。

正确的做法是：少量多次饮水，每次饮水量以不超过 300 mL 为宜。

误区六：过量进食。

中暑后，家长为了让孩子开胃，容易选择油腻等重口味食物，但过多的食用会增加消化系统的负担，使大量血液滞留于胃肠，而输送到大脑的血液便相对减少，营养物质也不能被充分吸收。

正确的做法是：应尽量让孩子多吃一些清淡爽口的东西，以适应夏季的消化能力。

误区七：冷食伤身。

有的父母发现孩子中暑后身体很干渴，特别爱吃冷饮和瓜果类食物，为了满足孩子要求，纵容孩子大吃特吃，然而此类凉性食品会损伤孩子的脾胃。

正确的做法是：可以给孩子喝一些常温鲜果汁。

六、预防

（1）在太热的环境中，不要让孩子去室外活动。短期高热也会导致孩子失水过多。

（2）夏季不要留小孩一人在车中，尤其是室外的车中，非常容易引起中暑，十分危险。

（3）小婴儿的穿衣搭配和盖被子的厚度应合理、适当，不需要太多，太多的衣物和被子会导致孩子出汗过多，引发捂热综合征。

（4）注意衣着，应选浅色、轻巧、宽松、透气的衣服。

（5）多喝白开水或凉饮料，避免吃过热或过多的食物。

（6）炎热环境可用电扇或空调降温。

（7）多吃些蔬菜、水果、豆制品等，多喝开水、凉绿豆汤、酸梅汤等。

第二节　鱼刺卡喉

一、部位

鱼刺一般卡在扁桃体、舌根部、嗓子眼。

二、急救

（1）让孩子张开嘴，如用肉眼能观察到鱼刺卡住的部位，可用镊子将鱼刺夹出。如果能看到鱼刺，但位置较深不易夹出的，一定要尽快带孩子去医院请大夫做处理。

（2）如果看不见鱼刺，但是孩子出现吞咽困难及疼痛，或是出现哭闹不安、不爱吃东西的情况，需立即就医。

（3）孩子被鱼刺卡住可能会出现呕吐现象，这时需将孩子的头偏向一侧，呕吐完之后，将口腔擦拭干净。

三、误区

误区一：被鱼刺卡到，可以吞下一大口饭，把鱼刺带下去。

错误。对待被鱼刺卡到的孩子万不可采用强行吞饭的方法，因为这样往往会把异物带到更深的部位，有可能原本扎在口咽部，在医院门诊都可以取出来，比较安全，而强行吞咽则会把异物带到下咽部或食道，取异物的时候有可能触碰到大血管，引起致命的大出血，这是非常危险的。

误区二：被鱼刺卡到，可以喝醋来软化鱼刺。

错误。这也是民间惯用的方法，食醋确实可以起到软化骨刺的效果，但食醋从食道流过的速度过快，根本没有软化骨刺的时间，同时醋酸也可能会使伤口部位溃烂。正确的做法：婴幼儿被食物卡住咽喉时，应尽快到医院就医取出。

四、预防

（1）在烹饪鱼肉时，将鱼刺剔除，喝鱼汤时可用过滤网将鱼刺过滤去除。

（2）嘱咐孩子在吃鱼肉时要细嚼慢咽。

（3）食用肋骨部位的鱼肉，鱼刺较少，不易让孩子卡住。

第三节　气道异物

一、表现

在日常生活中，孩子出现呼吸道异物的情况比较常见，如何发觉孩子气管有异物呢？表现如下：

（1）较轻的情况表现为咳嗽、气喘。

（2）严重者立马出现呼吸困难、窒息，甚至死亡。

（3）谨防异物：瓜子、豆子、花生、玩具等都可能导致气管异物堵塞。

二、急救

海姆利克氏急救法，是呼吸复苏中的大气道保持呼吸道通畅的重要方法，也是家庭急救中的基本技术。

1. 1岁以下的孩子

将孩子倒拎，拍打其背部，通过气流冲击孩子可将异物吐出。1岁左右的孩子在家发生误呛，出现剧烈咳嗽、呼吸困难、嘴巴颜色改变时：

（1）可以将孩子口里的分泌物用手指轻抠、清除掉；

（2）反转孩子，让孩子俯卧在家长的左手臂上；

（3）用左手的拇指和食指，固定在孩子的双下颌部位，使孩子的头部固定；

（4）将左手依托在大腿上，把孩子的手都放在家长的大腿上；

（5）用右手的掌根部，拍打宝宝双侧肩胛骨中间的部位，冲击地拍打4~6次；在拍打的时候请注意：一定要用掌根部来拍打，而不是用整个手掌，否则容易造成孩子肺部受伤，出现肺出血或肺挫伤等现象；

（6）拍打4~6次之后，观察孩子口内是否有随着气流冲出来的异物，如果有，马上用手指抠掉。

2. 年龄稍大的孩子

将孩子抱于胸前，一手握拳，另一首摅按在拳头之上，双手在胸口下方用力向上挤压，直至异物吐出。年龄稍大的孩子，可采用海姆利克氏急救法，来清除气道异物：

（1）立刻让孩子站立，大人站在孩子后方，将孩子从后面环腰抱住；

（2）在孩子的胃部位置，大人左手或右手抱拳，另一只手抱拳覆盖，用两个拇指来冲击孩子的胃部；

（3）孩子身体微微前倾，大人抱拳冲击的方向，向上向内，每次冲击维持1秒，但力度要呈爆发性冲击力；冲击胃部时请注意：冲击的方向和力量，严格按照"向上向内""爆发性冲击力量"的原则来实行，不然会损伤到孩子的内脏、胸部和肋部。

注意：如以上方法实施完毕依然无效，需要立即就医。

三、预防

呼吸道异物重点在预防，一旦发生很难估计对孩子的影响究竟有多大，因此在日常生活中，家长应该注意以下几点：

（1）3岁以下孩子尽量勿食花生、瓜子等坚果类食品。因为2岁以前的孩子牙齿并未长齐，同时喉头的保护性反射尚未健全，坚果类食品容易导致小孩呼吸道危害。

（2）孩子在玩耍时不要进食。尤其是传统家庭的家长习惯在饭点追着孩子喂食，容易导致孩子在兴奋之时食物不经完全咀嚼便吞入呼吸道，造成气道堵噎。

（3）不要让孩子养成嘴里含着小物件的习惯。把东西塞进嘴里是小婴儿与生俱来的本能，随着年龄的增长，如果没有家长的正确引导，孩子在幼年阶段依然会保持把东西往嘴里放的习惯，或者含着玩，这类行为都可能会导致异物进入呼吸道。

第四节　烧烫伤

一、常识

小儿烧烫伤是常见的意外伤害，一旦发生会给孩子带来生理上和心理上的创伤，这些创伤有时是伴随一生的。烧烫伤多是家长疏忽造成，常发生在喂养时、洗澡时。

二、程度判断

烧烫伤程度的判断方法：

面积：五指并拢，其手掌面积约为体表面积的1%，数字越大，烫伤范围越大。

深度：

（1）一度烫伤：红斑性，皮肤变红。

（2）浅二度烫伤：局部红肿疼痛，有大小不等的水泡。

（3）深二度烫伤：皮肤红、痛和灼热，水泡较小或较扁薄。

（4）三度烫伤：无水泡，蜡白或焦黄，皮肤削落。

浅二度以下，烧伤面积小于 1%～2%，可在门诊就诊后回家治疗，严重者需住院治疗。

三、急救

（1）立即脱离热源，避免热对身体造成进一步损害。

（2）迅速脱去衣物，如果衣物黏在皮肤上，切勿强行撕下，用剪刀剪开，轻轻揭开。

（3）用大量冷水冲洗创面，不仅可以冲掉污物，还可以让冷水降温，减少残留的热源对身体的进一步损害。

（4）一定要保持伤口清洁，不要自行涂抹任何药物，那样会造成烫伤伤口的感染，影响它的愈合。

（5）立即就医。

四、误区

误区一：在烫伤处涂牙膏、酱油等。

这是错误的方法，不仅无益，还会感染伤口，使创面颜色发生改变，影响医生的判断。

误区二：用麻油、草灰等涂抹创面。

这样会影响创面渗出物的排出，导致伤口的感染。

误区三：烧烫伤后产生水泡要挑破。

要根据情况而定，如果水泡不是很大，不需要挑破，这样可以防止细菌的侵入，不易发生感染，还能保护创面。但是如果水泡过大，水泡的位置在关节等活动频繁处及易摩擦处，可用无菌的针棒挑破水泡，棉花棒将水吸干，不要移除水泡上的表皮，以作为保护层。

误区四：烧烫伤后要立刻冰敷。

这是不对的，低温会造成二次伤害。烧烫伤后，受损的皮肤已经失去表皮的保护，不可以直接冰敷，以免冻伤。

五、预防

（1）给孩子洗澡前，应先倒冷水，再逐步加热水，直至合适温度，并用手测试温度。

（2）给孩子喂养时，应待食物冷后，再端出厨房，平时孩子尽量不要出入厨房。

（3）管理好高温、易燃物品，如汽油、打火机、电熨斗、热水瓶、热粥、热汤锅等，把它们放置在孩子不容易碰触到的地方

（4）屋内电源插座及开关应置于高处，避免小孩碰触。

第五节　头部外伤

一、颅内出血的判断

（1）受伤后昏迷不醒，可能存在严重的脑挫伤。

（2）受伤后出现短暂的昏迷、清醒，再昏迷的情况，肯定是有可能存在颅内出血。

（3）受伤后出现步态不稳、单侧肢体的运动障碍，可能存在颅内损伤。

（4）精神障碍，不能集中注意力，不能正常玩耍，可能存在颅内损伤。

（5）耳朵、鼻子出血、流水，可能存在颅底骨折，脑脊液从受伤的地方流出来，切勿用纸巾或棉球阻塞，避免加重颅内感染和颅内的高压。

出现以上情况立即就诊。

二、注意事项

（1）如48小时内未出现昏迷、呕吐和异常情况，家长无需过度担心，但仍需严密观察。

（2）孩子受到头部外伤后，需检查全身是否有其他部位受伤。

（3）剧烈头痛现象，婴幼儿出现哭闹不止，或伴有喷射状的呕吐，可能

存在颅内高压的情况。

（4）如果孩子昏迷，尽量不要移动孩子，禁止晃动孩子的头部，同时监测呼吸和脉搏。如果在急救人员赶来之前，宝宝呼吸变弱，可以尝试着做人工呼吸。

（5）如果孩子出现严重的颅脑损伤，经治疗后，仍需定期回医院检查。

三、急救

（1）如头皮裂伤，出血较多，用纱布或毛巾进行加压包扎，并立即送往医院进行清创缝合，注射破伤风针，5~7天可拆线。

（2）如头皮出现包块，这是头皮下出血，家长切勿按、揉或外敷药，反而会加重损伤，小血肿可自行吸收，但超过 5 cm 需立即就医。

（3）颅内出血，或颅内损伤，这是脑外伤中最严重的情况。

四、误区

误区一：按揉头部包块去瘀血。

如果头皮出现包块，家长切勿按、揉或外敷药，这样会加重损伤。

误区二：摇头确定是否脑震荡。

有些家长喜欢摇孩子的头确定是否脑震荡，这样很容易给孩子造成伤害。

误区三：耳朵、鼻孔出血用纸巾阻塞。

如果耳朵、鼻子出血、流水，切勿用纸巾或棉球阻塞，这样会加重颅内感染和颅内的高压。

误区四：昏迷迅速抱去医院。

如果宝宝昏迷，尽量不要移动，垫高头部平躺，如需要移动，可由 2~3 人平稳地抬起患儿，轻轻搬运。

第六节　手部外伤

一、常识

儿童手部外伤也属常见意外伤害之一，例如不小心被刀面割伤、打球时不小心的擦伤和撞伤，甚至在运动和日常生活当中严重摔伤导致手指骨折变形等，都属于手部外伤。

二、急救

手部外伤的急救要根据当时受伤的程度来进行判别，从而施行不同的急救方案。

（一）当手指割裂伤有出血现象

（1）第一时间对伤口进行清洁处理，用干净的水冲洗，直到表皮的脏物被冲洗干净。

（2）用干净的衣物或者急救包内的敷料进行敷盖、压迫、止血。

（3）及时前往医院进行轻伤缝合，或者进一步诊断和下一步治疗。

（二）关节软组织与韧带损伤

（1）停止继续运动。

（2）使用冰块、湿毛巾、甚至冰棒对伤口进行冷敷、消肿，避免因肿胀、出血而加重损伤。

（3）及时对创伤处进行固定。

（4）前往医院接受治疗。

（三）特殊情况提示

在某些特殊情况下，孩子受伤后拍摄 CT 可能无法正确显示儿童软骨损伤，导致家长误认为孩子一切正常，但过了一段时间会发现孩子的手出现无法动弹、肿胀、关节变形，甚至是手变短了等情况，此时应立刻到儿童骨科或有专业相关知识医生处接受诊断治疗，千万不可自行按日常处理原则来进行不恰当的处理，不正确处理可能将造成畸形等严重后果。

三、误区

误区一：割伤擦伤不需要包扎，让伤口自然风干，才能更快愈合。

伤口愈合需要湿润的环境，同时也需要保持创面的清洁。手指一旦被割破，在严格消毒的前提下，最好用纱布覆盖伤口，这样才有利于快速、健康地愈合。

误区二：儿童喜欢乱动，在包扎伤口的时候需要紧一点，才不容易脱落导致伤口感染。

不能因为小孩子好动就随意决定包扎的松紧程度。在任何情况下，包扎都要留有一定空隙，否则会减少伤口接触氧气的机会，使伤口愈合变慢。此外，包扎过紧还会阻碍血液循环。

误区三：出血时，立即用云南白药等止血。

在家处理伤口，尽量不要用止血粉，否则会刺激伤口，还会盖住创面，为医生的诊断及"二次处理"造成困难，需要花时间除去止血粉残留，患者也会觉得非常疼。其实，止血的首要原则是在伤口上施压，直到血不流为止。

误区四：每天换药，能好得快些。

只要保持伤口清洁，并不需要每天换药，正常情况下 3~5 天更换一次敷料即可。如果天天换，反而会增加伤口接触空气中污染物的机会，且破坏刚刚长好的组织，加重疤痕的形成。

第七节　体表外伤

一、分类

（1）擦伤，小孩摔伤后皮肤、软组织擦伤。

（2）割伤，锐利器物导致皮肤割伤。

（3）特殊损伤，如被动物咬伤。

二、急救

（1）出血量不大，可压迫伤口止血；出血量大，及时到医院进行止血处理。

（2）创面浅、面积小的擦伤，可用生理盐水洗净伤口、络合碘消毒、无菌纱布包扎。

（3）创口如有异物需清理干净，进行消毒。

（4）如创口较小，消毒后可用创可贴粘合；如创口较大，应及时止血并送到医院缝合伤口。

（5）如被动物咬伤应及时注射相关疫苗。

三、注意事项

（1）在伤口恢复过程中，需保持创面洁净，切勿抓挠，以免引起伤口感染，甚至局部的破溃。

（2）一只棉签（或一个消毒棉球）只能使用一次。

（3）伤口不能碰水，以防细菌感染。

（4）小而深的伤口一定要去医院注射破伤风针剂，以防破伤风。

（5）伤口依照其严重程度及分泌物多少勤换包扎，以防黏住伤口。

四、误区

误区一：向伤口吹气。

小儿跌伤时，大人们习惯性用嘴向小孩的伤口吹气，然后安慰他说"给你吹一吹，就不痛了"，结果将他们口中的细菌吹送到小孩的伤口上，结果更易受到感染，这种做法，应该停止。

误区二：伤口痒表明在愈合。

虽然伤口周围的皮肤开始聚合的话皮肤会有点痒，但也可能是对药物或胶布过敏。

误区三：撕胶布的动作最好要快。

将伤口上的胶布撕下过快的话可能会引起伤口的再次撕裂。应该慢慢地将胶布顺着毛发生长的方向撕下来，如果很难撕下来可以尝试用酒精或者水在胶布的周围轻拍。

误区四：伤口流脓表明出现了炎症。

伤口结痂之前渗出一些黄色的脓汁是正常的，表明了身体正在尽量让伤口表面形成一层痂从而保护伤口。但是如果结痂后还有脓汁渗出，可能就是炎症的症状了。

误区五：将香灰、牙膏抹在伤口上有利于伤口愈合。

一些患者相信民间的方法，将咖啡、香灰、牙膏等涂抹在伤口上。这样只会刺激伤口，对伤口的愈合非常不利。

五、常用消毒药品或液体

（1）红药水：是一种作用较弱的消毒防腐药。其杀菌、抑菌作用较弱但无刺激性，适用于新鲜的小面积皮肤或黏膜创伤（如擦伤、碰伤等）消毒。不能与碘酒一齐使用，会产生剧毒物质。

（2）紫药水：用于皮肤和黏膜的化脓性感染，白色念珠菌引起的口腔炎，也用于烫伤、烧伤等。对黏膜有刺激，可能引起接触性皮炎，会导致皮肤着色，涂药后不宜加封包。大面积破损时不宜使用，也不宜长期使用。

（3）双氧水：具有消毒杀菌作用，但浓度大，易灼伤患者皮肤。如果伤口较深或被生锈的东西刺伤，除了用清水或生理盐水冲洗外，还要使用双氧水清洗，它可杀灭厌氧菌。

（4）碘酒：用于皮肤感染和消毒。 不宜用于破损皮肤、眼及口腔黏膜的消毒，对细菌、真菌、病毒均有杀灭作用

第八节　小儿骨折

一、常识

小儿骨折与成人有区别：儿童的骨骼在不断生长发育，其生理功能和生物力学性能都在不断变化。儿童骨头因骨质多孔、骨膜肥大等，骨折时较不易完全断裂移位，绝大部分的儿童骨折都不需要手术，但发生于关节附近，特别是伤及生长板时，就需手术复位。

二、原因

非意外伤害主要是指虐待伤，而病理因素主要是骨的各种肿瘤及肿瘤样病变，这两类因素导致的骨折只占儿童骨折的一小部分。

意外创伤是导致儿童骨折最多见的原因。儿童精力旺盛，喜欢打打闹闹、蹦蹦跳跳，自控能力差，对危险的识别和判断能力不足，很容易发生意外创伤。家里、学校、游乐场都存在隐患。

三、分类

（1）跑步、行走时摔倒：常发生于学校、游乐场，小儿玩耍时互相打闹、追逐，难免有摔伤，如果摔倒时没有注意及时的自我保护，很容易出现前臂

或肘关节周围骨折。

（2）滑梯、蹦床上摔伤：现在公园、游乐场的游乐设施增加了不少，为小朋友们带来欢乐的同时也有不小的隐患。

（3）滑板、旱冰摔伤：滑滑板和旱冰是时下不少小朋友的爱好，特别是男孩子的最爱，玩耍过程当中容易摔倒导致骨折。

（4）自行车伤：自行车伤导致骨折有两种情况，一种是大孩子们自己骑自行车摔倒所致的骨折，另一种是小朋友们坐在爸爸妈妈的自行车、电动车后座上，脚伸到轮子里被辐条挤压导致的骨折。辐条常导致踝关节、小腿骨折，而且常有皮肤、软组织撕脱，甚至跟腱断裂。

（5）高处坠落伤：虽然比较少见，但是后果严重。有的家长因为有事情要出门，家里没人看孩子，就把孩子一个人关在家里，或者趁孩子睡觉时把孩子一个人放在家里，结果孩子从阳台上、窗户上爬了出去，后果不堪设想。

四、急救

（1）孩子受伤后应就地休息，不要立刻按压受伤部位，减少关节活动，避免损伤加重。

（2）受伤后，应使用急救包、骨折夹板、绷带对受伤肢体进行固定，若情况紧急，可就地取材进行固定。

（3）30%的儿童骨折存在骨头生长板的损伤，不及时处理或者处理不当会导致生长障碍。

儿童骨折后应尽量选择有儿童骨科专科的医院就诊。

五、预防

（1）在跑步和日常行走的过程当中，注意观察周围环境，发现障碍物及时躲避。

（2）观察小区内游玩设施，引导孩子有节制地玩耍，避免和同伴在游玩设施当中打闹，以免受伤。

（3）在孩子滑滑板和旱冰时，请选择质量可靠的滑板和旱冰鞋，并请做好安全防护措施，戴好护膝、护肘、头盔等。

（4）骑车时，家长们要有足够的安全意识，在自行车、电动车的后轮两侧安装网盖防止小脚伸进辐条内就可以避免孩子受伤。

（5）尽量不要让低龄儿童独自在家。

第九节　小儿脱臼

一、判断

（1）日常生活中儿童关节脱臼不容易判断，家长可从以下方面进行判断：

① 观察孩子关节结构和形态是否正常。

② 观察孩子关节处是否剧烈疼痛。

③ 观察关节部位是否肿胀。

如出现以上情况，可能发生关节的脱臼或者骨折。

（2）一岁内的孩子脱臼如何判断？

脱去孩子衣物，对两侧肢体进行比较，如孩子总使用一侧肢体，而另一侧未动，或活动孩子不动肢体时，出现哭闹的情况。这时，孩子可能存在脱臼或骨折，需及时就医。

二、急救

（1）家长不要轻易尝试给孩子进行复位，如果手法不正确，会导致损伤的进一步加重。

（2）适当使用硬纸板与衣服或者绷带固定受伤肢体，避免孩子进一步运动造成出血增加，肿胀加重。

（3）及时到医院诊断并治疗。

三、误区

误区一：孩子脱臼马上自己动手进行复位。

不完全对，脱位的时间愈长是越难医治，但是如果对骨骼组织不大熟悉，会引起血管或神经线的损伤，最好是第一时间送到医院。

误区二：脱臼只要复位就可以马上正常使用了，不用担心。

错误。脱臼复位后要将关节固定在稳定的位置上使受伤的部位修复愈合，固定时间约为 2～3 周，直至活动功能完全恢复，以免再次发生关节脱位而形成习惯性脱臼。

四、预防

（1）正确的教育。很多不应该发生的遗漏性脱臼的原因主要是家长教育存在问题。孩子受伤后，不安慰孩子反而打骂处罚孩子，使孩子不敢说出伤情，导致治疗时期延误，使后果更加严重。

（2）牵着孩子胳膊时要注意，不要用力过猛，突然跌倒不要用蛮劲扯胳膊。

（3）宝宝学走路时，父母应该扶着他的腰部或腋下。

第十节　儿童触电

一、常识

（1）轻度触电：局部皮肤烧灼伤。

（2）重度触电：心跳呼吸骤停、面色苍白、意识丧失。

二、原因

（1）有些孩子调皮捣蛋喜欢玩电线插座，将镊子等金属器具插入电插座双孔里，因为短路，身体被强电流弹出。

（2）随着手机用户普及，还有不少孩子喜欢玩充电器，这也是可能发生触电事故的隐患之处。

（3）造成孩子触电的主要责任在于父母对儿童看管不当。

三、急救

（1）首先断电，用绝缘物体把电源和小孩分开或直接关闭总电闸。

（2）将孩子平放在地板上，观察是否有心跳和呼吸。

（3）及时拨打急救电话，等待救援。

四、注意事项

（1）如果触电时间较长，通过儿童人体的电流较大，或者是电流从右手到左脚，此时电流通过人体的重要器官（心脏和中枢神经系统），损害就很严重，孩子表现为面色苍白或发青紫，昏迷不醒，甚至心脏、呼吸停止。一旦心跳呼吸停止，立即进行心肺复苏，做胸外心脏按压和人工呼吸。心跳和呼吸能否重新恢复，是抢救触电儿童生命的关键。

特别强调：在做人工呼吸和心脏按压的同时，必须立即打电话给急救中心让医生前来抢救。

（2）如果通过儿童人体的电流很小，触电时间也短，心跳呼吸没有停止，在脱离电源以后，孩子只感到心慌、头晕、四肢发麻。这时候，要让他休息1~2小时，并有人在旁守护，观察呼吸、心跳情况，一般不至发生生命危险。皮肤灼伤处稍作处理，敷消炎膏以防感染。

五、预防

（1）注意用电物品的安全，收好排插、台灯、热水壶等电器，防止儿童接触电源。

（2）对于家电的电源线，不要乱接乱拉，这样可减少触电事故的发生。

（3）选购电动玩具时，要注意辨明生产厂家，特别注意电玩的设计和安全性，这样可以大幅降低儿童触电概率。

（4）室外：雷雨天气少去空旷的野外，防止遭到自然雷电电击。

六、心肺复苏急救操作演示

（一）1岁以上孩子

1. 判断

心肺复苏第一步判断孩子的意识以及是否出现心跳、呼吸停止等情况。

（1）呼叫孩子的姓名，同时轻拍孩子的肩膀，和他/她说话："×××，你怎么了？"如果孩子并未有任何反应，这时候需要警觉，可能孩子已经出现心跳呼吸骤停。

（2）通过触摸孩子的颈动脉来进一步判断，首先触摸气管的位置，然后向旁侧旁开2 cm（约2个横指的距离），正常情况下可以摸出患者的颈动脉的搏动，如果孩子的心跳、呼吸已停止，此时是摸不到颈动脉搏动的。

（3）确认孩子心跳、呼吸骤停，马上大声呼救，可向周围人或家人呼救。

（4）拨打电话"120"。

（5）马上进行胸外心脏按压。

2. 胸外心脏按压具体步骤

（1）按压的部位处于患儿两个乳头的中点。

（2）用左手或右手手掌张根按压中点，另一只手交叉覆盖于按压的手掌上，下力，按压约 30 下。

按压时请特别注意手法：

① 掌根要紧密地和小孩的胸壁贴合在一起。

② 手臂要垂直于地面，肩膀和手臂伸直，用力时方向为垂直向下，借助身体的力量向下按压。

③ 按压频率为每分钟 140 下。

④ 大一点的小孩按压幅度大于 4 cm，小婴儿的按压幅度为胸廓前后径约 1/3。

⑤ 每次按压和放开的时间为 1：1，同时注意，按压抬起手的时候，手不要离开胸壁。

3. 人工呼吸具体步骤

（1）判断患儿口腔里是否有异物，呛奶或果核等，对溺水的孩子要检查口腔内是否呛水或有泥土，或者是其他的杂物等，发现之后及时清理掉杂物。

（2）用压额提颏法开放患儿气道。

（3）进行口对口人工呼吸，用左手的拇指和食指捏住患儿的鼻孔，右手拇指与患儿下腭接触，食指弯曲，深吸一口气，向患儿口内输入，一口气之后放开捏住的鼻孔。

人工呼吸向患儿输入两口气之后，继续胸外心脏按压 30 次；再进行两次人工呼吸；再次进行胸外心脏按压；总共进行 5 个循环（人工呼吸→心脏按压）。

（二）1 岁以内的婴幼儿

1 岁以内婴幼儿的心肺复苏的过程和大孩子接近，单人按压和人工通气的频率都是 30：2，但新生儿是 3：1（即 3 下胸外心脏按压，1 次人工呼吸）；双人按压和通气频率比例为 15：2。

（1）如果小婴儿面对家人的呼唤和轻拍没有任何反应，可能已经出现呼吸心跳暂停。

（2）触摸颈动脉的搏动，与 1 岁以上小孩的判断方法一样，首先触摸气管的位置，但由于小婴儿很难被触及喉结，因此我们可以找到婴儿颈部前部中央的位置，向外旁开约 1 cm，就是颈动脉的位置，如果没有搏动，说明婴儿可能已经出现心跳停止。

（3）马上进行胸外心脏按压，但小婴儿的按压手法与大孩子的手法有所区别。

胸外心脏按压步骤：

① 采用环抱法，即大人两手捉住婴儿胸廓上面。

② 双手拇指并合在一起，按压小婴儿两乳中点。

③ 按压 30 次。

④ 进行人工呼吸（开放气道和清除口腔异物方法同上）。

心跳呼吸骤停后，患儿的大脑会停止供血供氧，如果大脑缺血的时间少于 4 分钟，这时候的缺血缺氧对于脑损伤的影响是可逆的；如果大于 4 分钟而小于 6 分钟，此时的脑损伤部分可逆，可能会留下神经系统后遗症；如果超过 6 分钟，可能会留下严重的神经系统后遗症，例如智力障碍、语言障碍、思维障碍、运动障碍等。所以说，对于家长来说，在心跳呼吸骤停的情况下，能不能对孩子进行有效的心肺复苏非常重要。

第十一节　外耳道异物

一、常识

常见的外耳道异物都是体积较小的物品（小珠子、小玩具）、食品（花生、瓜子、豆子）、虫类等。

二、急救

（1）虫类爬入耳道：可将医用的油剂（薄荷油、维生素 AD 滴剂等）或食用油滴入耳道 1～2 滴，油剂会让昆虫的爬行速度变慢，可减轻耳部疼痛感，然后马上就医。

（2）珠子等圆形异物进入耳道：家长切勿尝试将其取出，因光线、工具、技巧等因素影响，可能适得其反，异物会越往深处走，造成取出困难，应尽快就医。

（3）如耳道进去的有变形、膨胀可能的物体：如坚果可能在耳道里泡发膨胀，家长需在孩子耳道内滴入酒精，待坚果脱水后，异物变小后，找合适的机会再行取出。

三、注意

如未及时发现耳道异物或因掏取不当导致外耳道感染（疼痛、流脓、流水）时，先去医院就诊，在医生的指导下先进行抗感染治疗，等耳道感染控制后，再由医生掏取异物。

四、误区

误区一：异物进入孩子外耳道，马上用手挖出。

错误。外耳道是弯曲的，易进难出，试图用手挖出有可能导致异物进入更深，极有可能损害鼓膜，或者引起炎症。

误区二：孩子的耳垢要及时清理干净，否则会影响听力。

错误。少量的耳垢不但不会影响听力，而且还可黏附灰尘、小飞虫等外来物质，对外耳道皮肤具有保护作用。

误区三：耳朵痒代表耳屎多，马上掏掏。

错误。这可能是真菌感染，因为经常用不干净的手掏耳朵导致。其实清洁耳屎的频率大约一个月一次就够了。因为耳屎的生长速度没有那么快，而且少量的耳屎也有一定的保护作用。

五、预防

（1）外耳道异物常发于学龄前儿童，所以家长要加强知识教育，引导孩子不要把小物件塞进耳朵里。

（2）家长需谨慎放置小物件，以免发生意外。

（3）如果小孩年龄比较小，玩耍的时候最好有大人陪同。

第十二节　跌坠伤

一、常识

儿童跌坠伤是儿童意外损伤最常发生的类型，严重可导致生命危险。儿童跌坠伤易发生的场所：

室内：阳台、飘窗、桌子、凳子、床等。

户外：爬山、儿童游乐场所、体育运动场所等。

二、急救

（1）小孩的意识昏迷或不清醒，且伴有呕吐、口鼻耳流血流液，高度怀疑为头部严重损伤，这是最危险的情况，可危及生命，应立即拨打120抢救。

（2）如意识状态清楚，发生流血时，应用干净的纱布、毛巾，压迫止血。

（3）四肢乏力不能动弹，高度怀疑为脊柱、颈椎损伤，切勿搬动患儿，立即拨打120。

（4）肢体肿胀变形，高度怀疑为骨折，用纸板、木板、树皮固定患处，然后立即送往医院。

（5）腹腔内肝、脾脏受伤时，会有疼痛感；肠子受伤除了疼痛外，也会有呕吐情形。

注意：头部是最重要的观察重点，必须持续观察几天，若孩子出现嗜睡、手脚无力、哭闹或头痛情形，应就医做进一步检查。

三、误区

误区一：剧痛、不能走路才是骨折。

如果身体的某个部分摔伤了，像馒头发酵般的红肿，这不是普通的摔伤，这样的状况往往就是骨折。骨折红肿程度远大于扭伤，错过最佳治疗时期，后果是很严重的，所以千万不能大意。

误区二：揉搓孩子的伤痛处。

父母总是习惯搓揉孩子的伤痛处，认为能减轻孩子的伤痛。其实，这样反而会增加出血量，因为跌伤的患处，局部深处正在渗血，如再使患处活动出血量就会增加，而且如果伤势较重或者有骨折的话，这样揉搓还会导致病情的加重，造成不良的后果。

误区三：头上肿了包赶紧揉。

孩子头上出现包块，父母总是马上按揉，这是不对的。头部出现包块，是因为头皮下出血，家长切勿按、揉或外敷药，这样反而会加重损伤，小血肿可自行吸收，但超过5 cm需立即就医。

四、预防

（1）在阳台、飘窗做好防护措施，并时常检查。地板铺软垫，避免滑倒，减少受伤的机会。

（2）注意家具的稳定度，如：婴儿床、学步车、婴儿手推车等。

（3）当孩子进入会爬、会走的阶段时，千万不能让孩子随意攀爬家具，以防跌坠。

（4）家长加强看管，提高儿童预防意识

第十三节　小儿扭伤

一、常识

日常生活中，孩子经常容易在运动场上扭伤，比如踢足球时扭伤踝关节，打篮球时戳伤手指，玩轮滑时扭伤膝关节等，孩子会出现严重的关节肿胀、疼痛等，不敢再活动，走路一瘸一拐。

二、急救

（1）停止运动，避免伤上加伤。

（2）固定受伤关节，并且不要随便运动，如果肿胀情况十分严重，就近使用木板捆绑固定，减少孩子的疼痛。

（3）对受伤部位进行局部冷敷和肢体抬高，利于消肿和止血。

（4）及时到医院接受检查、治疗。

三、误区

扭伤后局部出现肿胀，伴有疼痛感。为了减轻小儿疼痛，家长会习惯性选择在扭伤部位进行按摩。但这种做法是不对的。原因如下：

（1）急性扭伤会引起毛细血管的破裂，立即按摩只能加重毛细血管出血，出血量多，会形成血肿。

（2）急性扭伤后，周围软组织，如肌肉、韧带已发生挫伤，立即按摩会加重挫伤的范围。

（3）急性扭伤后，有时伴有骨折现象，此时进行按摩会加重骨折移位，因为骨折断端的骨片较为锐利，会刺伤患处深部血管和神经，甚至加重骨折程度。

正确做法：

遇到严重的急性扭伤，关节活动应受限制，如果怀疑有骨折或者有剧烈的疼痛，应该立即送医院，进行 X 线摄片以排除是否有骨折，并进行相应的治疗。扭伤后 24 小时内，应将扭伤的部位用绷带包扎固定，叮嘱小儿伤肢固定不动或少动。或者局部可反复多次用冷毛巾敷，使局部血管收缩，减少出血。24 小时以后，可轻轻按摩，并可局部用热毛巾敷，这样可促进局部血液循环、血肿的吸收，有助于恢复。

四、预防

做好日常预防措施，防治小儿扭伤才是关键：

（1）在重点的时间内预防，如：周末、节假日、孩子集中玩耍的课间时间等，家长需密切关注。

（2）在重点的区域内预防，如：在孩子集中娱乐的游乐场、学校课间休息时的操场等，在无人监管的情况下容易发生损伤。

（3）在重点的人群中预防，如：3 到 10 岁奔跑好动的孩子，这个年龄段的孩子活泼好动，自控能力和防护能力较差，需要家长特别关注。

第十四节　眼睛异物

一、原因

眼部外伤的原因：

（1）眼睑抓伤、锐器伤、化学伤、眼球异物。

（2）眼球异物是家长最容易忽略和处理不当的一种情况。

二、类型

眼部异物可分为：

（1）眼表异物——如蚊虫、砂石、灰尘等。

（2）眼球内异物及眼眶异物——严重的眼外伤导致。

三、急救

（1）眼表异物的处理：轻轻翻转眼睑，用棉签将异物取出后，用清水或生理盐水将眼睛冲洗干净，必要时使用抗生素眼药水预防感染。

注意：家长帮助孩子取出眼中的异物时，一定要洗净双手。

（2）眼内及眼眶深层异物：及时就诊，同医生确认异物性质后处理，必要时采取手术取出异物。

四、误区

误区一：异物入眼使劲揉。

错误。异物进入眼睛孩子会下意识地使劲揉眼睛，以为这样能尽快将东西从眼里赶出来。但是这是不对的，无论多么细小的异物都会划伤眼角膜并导致感染。

误区二：异物进入眼睛用水冲干净。

错误。若是生石灰进入孩子眼睛，遇水会灼伤宝宝眼结膜或角膜。应用棉签将生石灰粉拨出，然后再用清水反复冲洗眼睛，还要去医院检查治疗。

误区三：异物进入眼睛马上用眼药水。

错误。在异物未取出时，滴用眼药水是无效的，部分眼药水有收缩血管的作用，滴用后会减轻患眼的充血症状，影响医生的判断。

五、预防

（1）保持手部清洁，避免揉搓眼睛时使异物进入眼球。

（2）避免在大风、雾霾天气外出，防止风将蚊虫、灰尘吹入眼内。

（3）使用安全的玩具，避免锐器伤及眼部导致异物残留。

第十五节　眼部炸伤

一、常识

逢年过节燃放烟花爆竹时常会炸伤儿童的眼睛。

二、眼部炸伤轻重判断

轻度：睫毛、眉毛、头发的烧伤。

重度：可能引起结膜、角膜的烧伤，甚至是眼球破裂伤。

三、急救

（1）不要强行将眼睛打开进行检查，因为过程中可能会压迫眼球，造成二次损伤。

（2）切勿用清水冲洗，清水可能与鞭炮中的某些化学物质产生反应，要用干净的纱布或毛巾遮盖眼睛，立即送往医院。

（3）也不要用手揉眼睛，以防伤口受压后扩大。

四、误区

误区一：春节看病是不吉利的，有点不舒服得挨到节后。

错误。如果伤到了眼球，及时就医很关键，觉得只是有点不舒服就要挨到节后，会耽误病情，可能导致眼球化脓的情况，后果严重。

误区二：用清水冲洗创面，清除尘土和血迹。

这是不对的。切勿用清水清洗，因为一旦被炸伤，假如产生眼球破裂，用水冲洗则会将污物冲入眼球内，还可能与鞭炮中的化学物质产生反应，加重病情。

误区三：有血液流出，马上按住止血。

错误。不要看到眼部有血流出就用力按压受伤的眼睛，这有可能造成眼内构造的进一步破坏。

五、预防

（1）对学龄前孩子进行教育，避免年纪较小的孩子燃放烟花。

（2）年龄大的孩子应在家长的陪伴下放烟花。

（3）通过正规渠道购买烟花，避免购买到伪劣产品或威力过大的烟花。对于燃放过的鞭炮、烟花残渣应及时处理，避免小孩二次燃放造成危险。

第十六节　动物咬伤

一、常识

世界每年约有 500 万人被狗咬伤，约有 50 万人被猫咬伤，约有 5 万人被蛇咬伤，25 万人被人咬伤。

被猫、狗咬伤可能被传染狂犬病，而且感染率非常高。

二、急救

被狗咬伤的处理方法：

（1）第一时间用大量清水、肥皂水或消毒液反复冲洗，冲洗时间不可低于 15 分钟。

（2）切勿挤压伤口、将伤口敞开，严禁包扎、缝合、加压，冲洗完毕应立即就医，注射狂犬疫苗。

三、注意事项

注射狂犬疫苗注意事项：

（1）没有伤痕，可以不注射狂犬疫苗。

（2）如有轻微伤痕，但无出血情况，则需在受伤当天、第 2 天，第 7 天、第 14 天，第 28 天分 5 次注射狂犬疫苗。

（3）如伤口较大，有出血情况，除遵医嘱注射疫苗外，还需在伤口周围注射抗狂犬病血清。

注意：注射狂犬疫苗后，免疫成功率高，但是因为狂犬病的死亡率也很高，还是需要谨防注意。

四、误区

误区一：24 小时之后接种疫苗无效。

错误。受伤后应该是越早就医越安全，但是不存在时效性的说法，一定要去接种疫苗。

误区二：给宠物打了疫苗就安全了。

错误。其实动物疫苗对每种动物的效果都无法保证万无一失，而且宠物在室外活动时，和其他流浪动物接触，就有可能携带病毒。

误区三：被猫、狗咬伤后马上挤压伤口排除毒素。

错误。孩子被狗、猫等动物咬或抓伤后，不要对伤口进行挤压，这样可能会导致狂犬病毒以更快的速度进入神经系统。

五、预防

（1）切勿收养来历不明的宠物。

（2）家中宠物需注射疫苗。

（3）家长如有小孩，在孩子4岁前，尽量不要养宠物。

（4）有规律地遛狗，熟悉周围环境、人物，小孩切勿在宠物进食、睡觉时触摸其身体，以免发生意外。

（5）发现宠物有异常，如烦躁、精神萎靡，需及时就医。

注意：如被宠物咬伤，需询问宠物主人宠物免疫证明，并及时到医院注射疫苗。

第十七节　食物过敏

一、原因

（1）孩子的胃肠道发育不成熟。

（2）孩子的免疫功能不完善。

（3）家长预防措施太多，饮食上的注意太过度了，导致孩子食物适应力差。

（4）孩子的肠道菌群未建立，功能不健全。

（5）环境因素等。

二、常见过敏食物

牛奶、鸡蛋、豆类、鱼、贝壳类、花生、小麦、热带水果如芒果等。

三、症状

（1）急性过敏：表现为急性荨麻疹、急性喉咙水肿、气喘等，严重时会发生休克。

（2）皮肤过敏：在婴儿期最常见的反应有湿疹、荨麻疹、风团疹等。

（3）呼吸道过敏反应：主要表现有反复的气喘、咳嗽与喉咙发炎、哮喘等。

（4）消化道过敏：主要表现为反复腹泻、腹胀、腹痛，出现呕吐、便血、食欲不振、体重降低等症状。

四、急救

出现急性的过敏反应，如休克、急性荨麻疹、急性喉咙水肿、气喘等，处理办法：

（1）要切断过敏源。

（2）衣着要保持宽松，袖子和领子的扣子解开，裤带松开。

（3）尽量让孩子平躺，不能过多挪动。

（4）出现喉咙水肿、气喘等症状要尽量保持侧或半卧位并且头部后仰，使呼吸道通畅。

（5）严重的过敏反应应该立即拨打"120"及时救治。

五、注意事项

过敏反应分为速发性过敏反应和迟发性过敏反应，迟发性过敏反应有时一两个月才会慢慢出现症状，比如慢慢地出现了呕吐、便血、腹泻、腹痛等情况。所以广大家长在儿童饮食方面应密切关注可能存在的过敏症状，以确保及时发现问题并解决。

六、误区

误区一：父母过敏，孩子就一定会过敏。

不完全对，虽然过敏性疾病具有明显的遗传倾向，但是并不意味着孩子今后一定会过敏，可以在孕期时排除导致过敏的因素，在孩子出生后用正确的喂养方式来避免孩子过敏。

误区二：越干净的环境，孩子越健康。

不完全对，生活的环境并不是越干净越好，在太干净的环境中，孩子缺乏对微生物的接触，机体抵御能力得不到锻炼，反而容易患过敏性疾病。

误区三：孩子过敏没关系，长大了免疫系统发育完全就好了。

错误，婴幼儿时期的过敏性鼻炎症状有可能导致孩子以后发生哮喘。凡具有过敏体质的儿童，几乎都有皮肤湿疹或过敏性鼻炎的表现，早治疗对孩子更好。耽误了治疗，今后治愈过敏性疾病的可能性将大大降低。

第十八节　小儿流鼻血

一、常识

小儿流鼻血可以分为局部因素引发的鼻出血和全身因素引起的鼻部出血。

小儿轻度鼻出血，仅为鼻涕中带血，或鼻腔中有结痂血块而没有血液流出，或单侧或双侧鼻出血，仅有少量血液从前鼻腔滴出，出血时间短，有时不经处理可以自然止住。

小儿重度鼻出血，常血流如注，或口鼻同时涌出血液，出血时间较长，并且不易简单止住。

二、原因

（1）鼻腔黏膜中有丰富的血管网，干燥的天气会使其变薄、扩张，从而使得鼻腔黏膜更加脆弱，容易破裂出血，尤其是个别喜欢抠鼻子的儿童，很容易将黏膜抠破，导致出血。

（2）食用上火食物。

（3）出现发热情况。

（4）患有鼻腔、鼻窦炎症等。

（5）鼻腔内塞有异物。

三、误区

不要盲从"塞棉球""仰头捏住鼻""抬头"等止鼻血的方法，处理不当的止血方式反而会导致鼻腔感染，引起其他不适症状：如将头后仰止鼻血时，血液会从后鼻孔经过口腔流入胃部，刺激胃部导致呕吐不适，增加鼻腔出血量。

另外，左鼻孔流血要举起右手，右鼻孔流血要举起左手，这种方法也是不科学的。手臂与鼻子不是在一条血管上，这样做只是多此一举。

四、处理

（1）用拇指或食指按住出血的鼻翼，头微微低下，用冷毛巾敷头部和颈部。

（2）如按鼻翼与冷敷止血无效，需立即就医，寻求医生专业的处理。

特别注意：经常流鼻血、出血量大、止血难的孩子，家长应该提高警惕，尽早去医院做相关检查，例如血常规、凝血功能检查等，排除是否有血液疾病，例如白血病。

五、预防

与其等孩子流鼻血了再来匆忙止血，不如在日常生活中注意细节，积极预防：

（1）保持环境的湿润，在干燥的气候里，可以在室内增添空气加湿器等。

（2）纠正孩子抠鼻的习惯，尤其当鼻内不舒服或有分泌物时，要及时制止孩子抠鼻子的行为。

（3）清淡饮食，少吃燥热食物，特别是当下孩子爱吃的膨化食品、油炸食品等。

（4）如果孩子有鼻炎、鼻窦炎等鼻腔疾病，应积极治疗，不要耽误。

（5）关注孩子的行为，避免异物进入鼻腔。

第十九节　高热惊厥

一、常识

高热惊厥是小儿常见疾病，容易发于 6 个月 ~ 3 岁的孩子身上，约有 3% 会在发烧或体温较高时产生一种抽搐现象。

表现：体温上升过程中全身抽搐，抽搐表现为：眼睛往上吊（反白），咬牙，四肢抽动等。

后果：轻度高热惊厥抽搐时间较短，但处理不及时会持续抽搐，严重者可能影响脑部功能障碍。

二、急救

第一步：患儿侧卧或头偏向一侧。

立即使患儿侧身俯卧，头稍后仰，下颏略向前突，不用枕头。或去枕平卧，头偏向一侧，切忌在惊厥发作时给患儿喂药（防窒息）。

第二步：保持呼吸道通畅。

解开衣领，用软布或手帕包裹压舌板或筷子放在上下磨牙之间，防止咬伤舌头。同时用手绢或纱布及时清除患儿口、鼻中的分泌物。

第三步：控制惊厥。

用手指捏、按压患儿的人中、合谷、内关等穴位两三分钟，并保持周围环境的安静，尽量少搬动患儿，减少不必要的刺激。

第四步：降温。

（1）冷敷：在患儿前额、手心、大腿根处放置冷毛巾，并常更换；将热水袋中盛装冰水或冰袋，外用毛巾包裹后放置患儿的额部、颈部、腹股沟处或使用退热贴。

（2）温水擦浴：用温水毛巾反复轻轻擦拭大静脉走行处如颈部、两侧腋下、肘窝、腹股沟等处，使之皮肤发红，以利散热。

（3）温水浴：水温 32 ℃ ~ 36 ℃，水量以没至躯干为宜，托起患儿头肩部，身体卧于盆中，时间以 5 ~ 10 分钟为宜，要多擦洗皮肤，帮助汗腺分泌。

（4）药物降温：口服退烧药，或将宝宝退热栓塞到肛门。

第五步：呼叫"120"急救中心。

（1）将孩子平卧在床上，保持气道通畅，头部后仰，观察口腔是否有分泌物，可用干净的毛巾或纸巾去除分泌物，观察孩子的心率、呼吸。

（2）如惊厥持续，可掐人中，按合谷穴（拇指和食指的虎口之间）止惊。

（3）可积极退烧，将冰袋放在枕后，或用温毛巾擦拭身体进行降温，可在医生指导下服用退烧药物。

（4）惊厥时间超过 5 分钟，需拨打"120"立即就医。

三、误区

误区一：惊厥时将手放入孩子口腔。

这是错误的做法。容易引起咬伤和舌后坠窒息。

误区二："滚鸡蛋"可以退烧。

不要用"滚鸡蛋"的办法退烧、防止抽搐，这不科学。

误区三：只要是发热，不管发热程度就给予退热药物处理。

低中度发热：不急于解热，由于热型和热程变化，可反映病情变化，并可作为诊断、评价疗效和估计预后的重要参考，故在疾病未得到有效治疗时，不必强行解热。解热本身不能导致疾病康复，且药效短暂，药效一过，体温又会上升。相反，疾病一经确诊而治疗奏效，则热自退。急于解热使热程被干扰，就失去参考价值，有弊无益。

误区四：出现小儿抽搐立即送往医院。

一般情况下，小儿高热惊厥 3～5 分钟即能缓解，因此当小孩意识丧失，全身性对称性强直性阵发痉挛或抽搐时，家长不要急着把孩子抱往医院，而是应该等孩子恢复意识后前往医院。经护理，即使患儿惊厥已经停止，也要到医院进一步查明惊厥的真正原因。但患儿持续抽搐 5～10 分钟以上不能缓解，或短时间内反复发作时，将患儿伸直颈部保持气道通畅。切勿将患儿包裹太紧，以免患儿口鼻受堵，造成呼吸道不通畅，甚至窒息死亡。

误区五：孩子发生高热惊厥时，压住孩子的四肢，可以缓解惊厥。

错误。小孩子骨质比较软，还没有发育好，压住孩子的四肢，容易导致脱臼，关节挫伤、骨折。

四、预防

（1）由于高热惊厥常见于体质较差的小儿，因而平日要加强体质锻炼，增强肌体免疫力。

（2）注意及时增减衣服，预防上呼吸道感染。

（3）常备退热药，观察测量体温，一旦达 38 ℃ 即口服退热药物，以防高热引起抽搐。

（4）密切观察病情，防止复发。

参考文献

[1] 张波，杜莉. 急危重症护理学[M]. 3 版. 北京：人民卫生出版社，2015.

[2] 张波. 急危重症护理学[M]. 上海：上海科学技术出版社，2010.

[3] 王新. 急危重症护理观察抢救指南[M]. 北京：军事医学科学出版社，2009.

[4] 谭进. 急危重症护理学[M]. 2 版. 北京：人民卫生出版社，2011.

[5] 许红. 急危重症护理学[M]. 北京：人民卫生出版社，2010.

[6] 陈孝平. 外科学（上册）（8 年制及 7 年制）[M]. 2 版. 北京：人民卫生
出版社，2010.

[7] 沈洪. 急诊医学[M]. 北京：人民卫生出版社，2011.

[8] 李春盛，急诊医学[M]. 北京：人民卫生出版社，2011.

[9] 万学红，卢雪峰. 诊断学[M]. 8 版. 北京：人民卫生出版社，2013.

[10] 葛均波，徐永健. 内科学[M]. 8 版. 北京：人民卫生出版社，2013.

[11] 赵玉沛，陈孝平. 外科学（8 年制）[M]. 3 版. 北京：人民卫生出版社，2015.

[12] 田勇泉. 耳鼻咽喉头颈外科学[M]. 8 版. 北京：人民卫生出版社，2013.

[13] 姚岚. 警务现场急救[M]. 北京：中国人民公安大学出版社，2010.

[14] 梁子敬. 现场急救学[M]. 郑州：河南科学技术出版社，2008.

[15] 狄树亭，马金秀，王扣英. 急危重症护理技术[M]. 北京：中国协和医科
大学出版社，2011.

[16] 石子坚. 石警官现场急救手册[M]. 北京：中国人民公安大学出版社，2007.

[17] 夏小莫. 急救与自救手册[M]. 北京：中国医药科技出版社，2014.

[18] 赵永春，张雁，温新华，等. 加快开展公众规范化急救知识普及及培训
活动[J]. 当代医学，2005，11（2）.

[19] 何忠杰. 急救白金 10 分钟的概念和意义[J]. 现代医院，2005，5（6）.

[20] 程立顺，李从圣. 心肺复苏发展史及 2010 指南简介[J]. 安徽医药，2011，
15（10）.

[21] 湖南省儿童医院. 宝贝在线问首发《2015 婴幼儿急救知识手册》. 长沙：
2015.（微信原创）

致　谢

在本书完成之际，编者要特别感谢湘西土家族苗族自治州人民医院科教科谢安心，吉首大学 2012 级临医 1 班的石芳、谢叶青，2012 级临医 2 班的石紫薇，2012 级临医 3 班的王晶晶、葛倩，2014 级护本 2 班的王瑞花，2015 级护本 1 班的王璐平、龚芳耀、周旭、肖祯文、褚进同学积极参与教材视频拍摄工作，在现场急救视频拍摄的过程中，无论是在急救技能的训练、角色扮演，还是在图片的拍摄方面，大家都倾注了大量的心血和汗水；同时要感谢慈利县人民医院王海、吉首大学 2015 级护本 1 班王凯、张静峰参与教材的相关配音工作和选修课班李卓婷、谢源、邓昊、彭敏、郭杨楣、高玉妍等同学提供的现场急救习作；再要感谢湘西州游泳中心向明海、彭峰、张毅教练参与溺水急救场景的拍摄工作。

在编著过程中，本书得到了学校教务处、素质教育中心以及许多同事的支持和帮助，在此一并致以诚挚的谢意。

感谢所有关心、支持、帮助过此书的良师益友和同学们！